Sarika Alhat
Shivraj Jadhav
Yash Kulkarni

Livro de Revisão de Química Farmacêutica para SAR e Síntese

Sarika Alhat
Shivraj Jadhav
Yash Kulkarni

Livro de Revisão de Química Farmacêutica para SAR e Síntese

Relação estrutura-atividade e biossíntese

ScienciaScripts

Imprint

Any brand names and product names mentioned in this book are subject to trademark, brand or patent protection and are trademarks or registered trademarks of their respective holders. The use of brand names, product names, common names, trade names, product descriptions etc. even without a particular marking in this work is in no way to be construed to mean that such names may be regarded as unrestricted in respect of trademark and brand protection legislation and could thus be used by anyone.

Cover image: www.ingimage.com

This book is a translation from the original published under ISBN 978-620-6-14948-4.

Publisher:
Sciencia Scripts
is a trademark of
Dodo Books Indian Ocean Ltd. and OmniScriptum S.R.L publishing group

120 High Road, East Finchley, London, N2 9ED, United Kingdom
Str. Armeneasca 28/1, office 1, Chisinau MD-2012, Republic of Moldova, Europe
Printed at: see last page
ISBN: 978-620-7-30097-6

Conteúdo

Relação estrutural de atividade (SAR)

A relação estrutura-atividade é conhecida como SAR. Existe uma relação entre a composição química de uma molécula e a sua atividade biológica. A modificação da estrutura química da substância permite ajustar a ação e a potência.

1) SAR do agente simpaticomimético

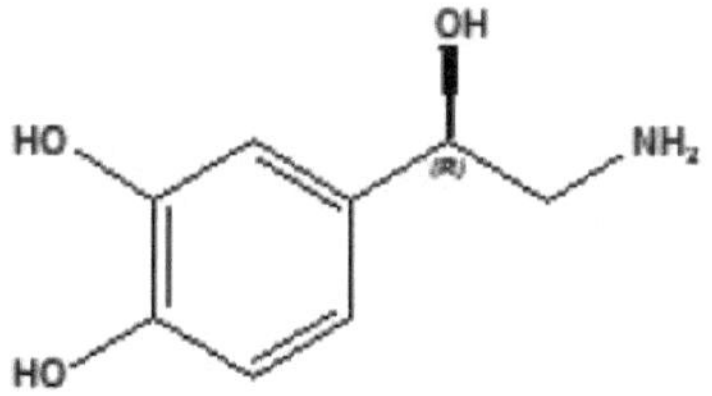

Norepinephrine

Estruturalmente, a substituição (modificação) é possível em
- Catecol (anel aromático)
- a(alfa) átomo de carbono
- в (beta) átomo de carbono
- Grupo amino

Substituição no anel aromático

1. A atividade alfa-beta máxima é proporcionada pela presença de um grupo hidroxilo alternativo na posição 3,4.
2. A ausência deste grupo reduz a atividade alfa e beta, o que diminui a potência.

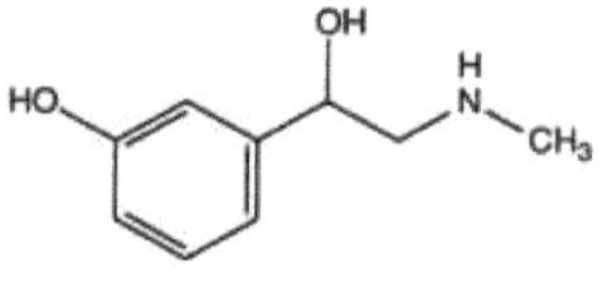

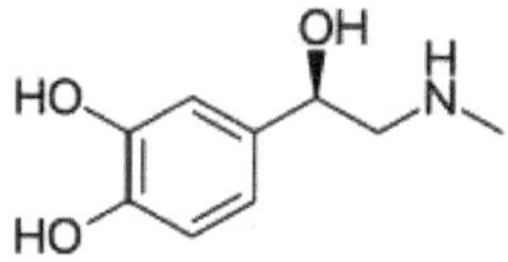

Phenylephrine – less potent   **Epinephrine – more potent**

3. No entanto, os anéis aromáticos não substituídos (anéis sem um grupo hidroxilo) têm maior probabilidade de passar a barreira hemato-encefálica.

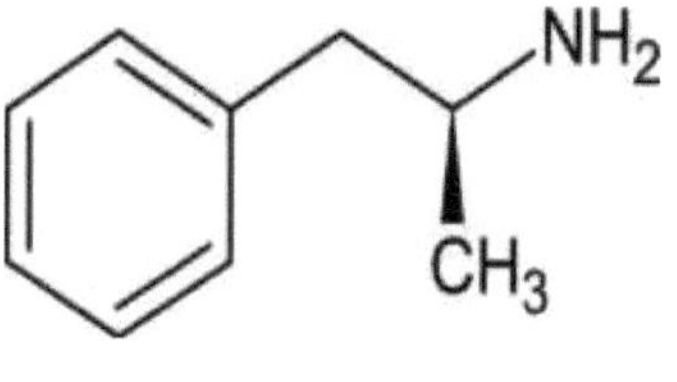

Exemplo - Anfetamina

Substituição em в Carbono -

Devido à diminuição da solubilidade do fármaco nos lípidos, a ligação do grupo hidroxilo ao carbono beta reduz a ação do SNC, aumentando, no entanto, a atividade alfa-beta.

Exemplo -Efedrina

Substituição num carbono -

Os fármacos que substituem o carbono alfa têm uma semi-vida mais longa porque isso atrasa o metabolismo

Exemplo - Anfetamina

Substituição no grupo amino -

- Enquanto os grupos amino terciários são fracos agonistas directos, os grupos amino primários e secundários são necessários para a atividade.
- Os grupos amino primários e secundários têm uma atividade alfa elevada

Exemplo -epinefrina

- A atividade beta aumenta com o aumento do tamanho do substituinte alquilo.

Exemplo - Salbutamol

2) SAR do bloqueador beta-adrenérgico -

Propranolol

O propranolol é o antagonista potente do -B.

A substituição estrutural (modificação) é possível em -

- **Anel aromático**
- **Cadeia de carbono**
- **Grupo amino**

1. Substituição em Aromáticos (Anel Fenil) -

- Quando presentes em posições ortogonais no anel fenílico, os grupos alquenilo e alqueniloxi têm uma forte ação beta-antagonista.

- Se o anel naftaleno substituir o anel fenilo, o medicamento é não seletivo, por exemplo, o propanolol.
- A adição do grupo hidroxilo ao anel fenil conduz à atividade antagonista do fármaco.

2. Substituição na cadeia de carbono -

A atividade é aumentada pelo grupo alcoxi que se encontra entre o anel aromático e a cadeia lateral do etanolamino.

3. Substituição no grupo amino -

Quando o grupo amino tem grupos isobutilo e t-propil, a atividade aumenta devido ao aumento da nucleofilicidade

3) SAR de agonistas para-simpaticomiméticos/colinérgicos

O éster da colina, a acetilcolina, é uma molécula de amónio quaternário com uma porção catiónica (com carga positiva) ligada a um grupo éster por uma cadeia de dois carbonos.

A modificação é efectuada em -

I. Modificação do grupo de amónio quaternário

- O grupo amónio quaternário é necessário para a atividade intrínseca e ajuda na afinidade da molécula para os receptores, em parte devido à sua capacidade de ligar energia e em parte devido à sua função como grupo de deteção.
- Apesar de algumas excepções conhecidas (como a pilocarpina, a nicotina e a oxotremorina), o grupo trimetilamónio é a melhor parte funcional da atividade e é o que apresenta maior atividade muscarínica.
- A atividade diminui quando estão presentes aminas primárias, secundárias ou terciárias.
- Exemplo - pilocarpina

Pilocarpine

II. Modificação do grupo éster

- O grupo éster da Ach ajuda a substância a ligar-se ao recetor muscarínico.
- Quando o grupo metilo é substituído por um grupo etilo ou um grande grupo alquilo, o resultado são compostos inertes.
- A ação antagonista colinérgica pode ser encontrada nos ésteres de ácidos aromáticos ou de maior peso molecular.
- Exemplo - betanecol.

III. Modificação da ponte de etileno

•   A colinesterase hidrolisa rapidamente o éster metílico em ácido acético e colina. Os ésteres de carbamato de colina (carbachol) foram criados para diminuir a suscetibilidade à hidrólise e descobriu-se que são mais estáveis do que os ésteres de carboxilato.

•   Tanto a atividade nicotínica como a muscarínica diminuem quando a substituição - é colocada na porção de colina, mas a atividade muscarínica diminui mais do que a nicotínica.

•   A incorporação da substituição в leva a uma maior redução da atividade nicotínica.

•   A substituição do grupo éster por éter ou cetona produz compostos quimicamente estáveis e potentes

•   Exemplo - muscarina

4)   SAR de Benzodiazepina -

Cl, F, Br e NO2 na posição C-7 são necessários para a atividade, e a presença de mais destes substituintes que atraem electrões resulta numa forte atividade.

•   As posições 6, 8 e 9 não devem ser substituídas na atividade.

•   A atividade é reforçada pelo fenilo (ou piridilo) na posição C-5. A atividade é reforçada se forem inseridos grupos de atração de electrões no anel fenílico nas posições 2' ou 2', 6'.

•   Por outro lado, os substituintes nas posições 3', 4' e 5' diminuem muito a atividade.

•   A saturação da ligação dupla 4, 5 ou a sua deslocação para a posição 3, 4 diminui a atividade.

•   A atividade é reduzida pela substituição alquílica na posição 3, mas a presença ou ausência do grupo hidroxilo é crucial. Sem o grupo 3-hidroxilo, o composto é apolar e tem, normalmente, uma semi-vida longa. Uma vez que o ácido glucurónico e os compostos com o grupo 3-hidroxilo se conjugam rapidamente, estes compostos têm meias-vidas curtas.

* A substituição do N1 por grupos alquilo, haloalquilo e aminoalquilo aumenta a atividade.
* A redução da função carbonilo na posição C-2 a CH2 produz um composto menos potente.
* Como as triazolo benzodiazepinas (Alprazolam) são mais potentes, não precisam de ser substituídas na sétima posição.

5) SAR de Fenotiazina

Pensa-se que a interação com os receptores dopaminérgicos do tipo D2 é o principal mecanismo de

qual a fenotiazina (neuroléptico) que medeia a sua atividade farmacológica. A dopamina e a clorpromazina com uma substituição de cloro têm estruturas de raios X que se podem sobrepor parcialmente. Com o átomo de enxofre alinhado com o p-hidroxilo da dopamina, a base da clorpromazina pode ser sobreposta ao anel aromático da base da dopamina. Estes compostos têm cadeias laterais amino-alquílicas básicas hidrofílicas numa estrutura tricíclica lipofílica linearmente fundida.

A atividade da fenotiazina é determinada pelo seguinte:

* Natureza da cadeia lateral de alquilo em C-10.
* Grupo amino da cadeia lateral.
* Substituintes no anel aromático.

1. Modificação da cadeia lateral de alquilo

* A potência é máxima quando há três átomos de carbono entre dois átomos "N" (anel e cadeia lateral N).
* A adição de um grupo metilo na posição C-1 resulta numa ação semelhante à da imipramina, ao mesmo tempo que diminui a atividade antipsicótica.
* Se o C-1 for incorporado no anel ciclopropano, obtém-se uma atividade semelhante à da imipramina.
* Quando o oxigénio é introduzido no C-1, resulta num potente efeito antidepressivo. Exemplo: Cloracizina.
* A adição de -CH3 em C-2 ou C-3 tem muito pouco efeito na atividade.
* A ação neuroléptica é reduzida pela ligação da posição 3 da cadeia lateral à posição 1 do núcleo fenotiazínico.

2. Modificação do grupo amino -

* A eficácia máxima ocorre a 3° de azoto, enquanto a atividade é diminuída ou completamente eliminada a 2° ou 1° de azoto.
* A N-alquilação com mais de um carbono diminui a atividade.

- Quando o grupo dimetilamino é substituído por grupos pirolidinilo, morfolinilo ou tiomorfolinilo, a atividade é reduzida. No entanto, o grupo dimetilamino é menos eficaz do que a piperidina ou a piperazina.

- Os derivados de piperidina com pontes são volumosos, mas apresentam, no entanto, níveis significativos de atividade.

- A introdução de OH, CH3 , CH3CH2OH no C-4 da piperazina resulta num aumento da atividade.

- Os ácidos gordos de cadeia longa podem ser esterificados com piperazina e fenotiazinas para criar pró-fármacos lipofílicos de absorção lenta e de ação prolongada. A ação significativa é mantida porque a libertação da deposição oleosa ocorre lentamente.

Deconoato de flufenazina

- Quando estão activos substituintes fenil, etil ou p-amino fenil etil tão grandes como os das piperazinas N-4 (como o azaspirano e o clorspirano).

3. Anel de fenotiazina

- O melhor local para a substituição durante a ação dos neurolépticos é o C-2. De um modo geral, a potência nos diferentes locais aumenta pela seguinte ordem: 1 4 3 2. As potências dos grupos aumentam na seguinte ordem: OH, H, CN, CH3, Cl e CF3.

- Os medicamentos que tiveram C-2 substituído têm uma potência prejudicial quando são di- ou trisubstituídos.

- A triflupromazina é raramente utilizada em vez da clorpromazina, uma vez que o CF3 é mais eficaz do que o Cl, embora se desenvolva EPS como resultado.

- A atração da cadeia lateral da amina pelo anel que contém o átomo de cloro indica uma propriedade estrutural fundamental de tais moléculas, e o átomo de cloro electro-negativo em C-2 é o que dá a esta molécula a sua assimetria.

- A oxidação do enxofre na posição 5th da fenotiazina antipsicótica diminui a atividade.

6) SAR de Barbitúricos -
Um bom derivado hipnótico do ácido barbitúrico deve ter as seguintes propriedades

- . Para equilibrar correctamente a relação entre as formas ionizadas (dissociadas) e unidas, necessária para atravessar a barreira hemato-encefálica, o valor da acidez deve situar-se dentro de limites definidos (BBB). Um barbitúrico deve dissociar-se entre 40% e 60% para atravessar a barreira hemato-encefálica e afetar o sistema nervoso central. Assim, a atividade do SNC pode ser prevista a partir do valor de pKa.

- . A solubilidade em água dos lípidos (coeficiente de partição) deve estar dentro de certos limites.

Acidez - Com base nos valores de acidez, os barbitúricos são divididos em duas classes:
Classe ativa

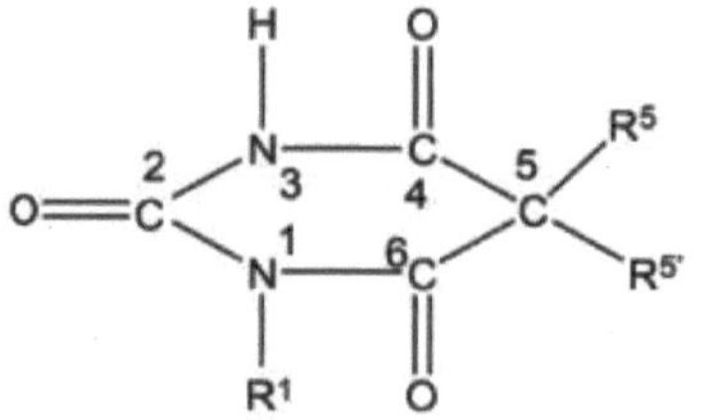

- Ácidos barbitúricos 5,5'-dissubstituídos
- Ácidos tiobarbitúricos 5,5'-dissubstituídos
- Ácidos barbitúricos 1,5,5'-trisubstituídos Classe inativa -
- Ácidos barbitúricos 1-substituídos
- Ácidos barbitúricos 5-substituídos
- Ácidos barbitúricos 1,3-dissubstituídos
- Ácidos barbitúricos 1,5-dissubstituídos
- Ácidos barbitúricos 1,3,5,5'-tetrasubstituídos

Como não são ácidos, são inertes. Estas classes de agentes dependem do metabolismo para produzir ácidos barbitúricos 1,5,5' trissubstituídos, que são ácidos. Tanto o N1 como o N3 tornam-se inactivos quando um grupo alquilo é ligado, tornando o medicamento não ácido.

Solubilidade em água dos lípidos -

A solubilidade lipídica em água ou o coeficiente de partição é determinado quando o critério do valor de acidez é cumprido para determinar se a molécula é ou não ativa. Para a atividade hipnótica, é necessário o seguinte esqueleto estrutural:

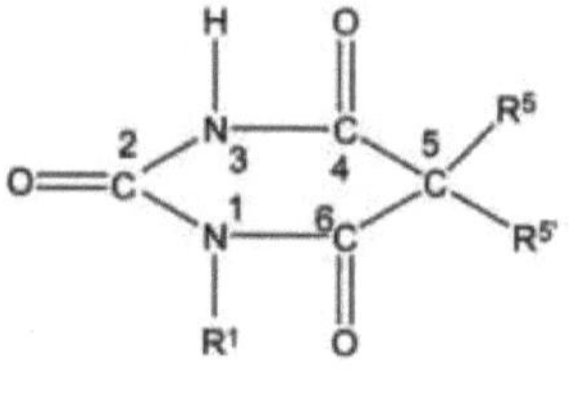

Para obter o nível mais elevado de atividade hipnótica, a soma dos átomos de carbono em ambos os substituintes em c-5 deve situar-se entre 6 e 10. Este total serve também para medir a duração da ação.

- A cadeia ramificada apresenta a maior solubilidade lipídica e efeito hipnótico no interior da

Soma dos	Duração da ação
7-9	Início rápido e duração mais curta
5-7	Duração de ação intermédia
4	Início mais lento e duração mais longa (dois grupos etilo ou etilo e fenilo)

mesma série, mas a sua duração de ação é mais curta.

- A duração da ação é frequentemente mais curta quando as cadeias cíclicas ou insaturadas se ramificam na posição C-5, porque é mais simples sofrer uma conversão metabólica num metabolito inativo mais polar.
- Quanto maior for a ramificação, mais potente será a droga.
- Exemplo: o pentobarbital é mais potente do que o amobarbital.

Pentobarbital

Amobarbitol

No entanto, os estero-isómeros possuem aproximadamente as mesmas potências.

- O alquilo, o alquenilo e o cicloalquenilo são exemplos de análogos insaturados dentro da série que podem ter maior potência do que os análogos saturados, apesar de terem o mesmo número de átomos de carbono
- Os análogos de substituições alifáticas com o mesmo número de átomos de carbono são menos potentes do que os análogos de substituições alicíclicas ou aromáticas.
- A introdução de um átomo de halogéneo nos substituintes C-5 aumenta a potência.
- A redução da solubilidade e da potência dos lípidos resulta da adição de substituintes polares (OH, NH2, COOH, RNH e SO3H) ao grupo aromático em C-5.
- Uma vez que o grupo N-metil diminui o valor de acidez, a alquilação na posição 1 ou 3 pode fazer com que os compostos funcionem mais rapidamente e durante um período de tempo mais curto.
- A substituição do oxigénio por átomos de enxofre nas posições C-4 e C-6 reduz a atividade hipnótica.
- A substituição do oxigénio por um átomo de enxofre na posição C-2 conduz a um início de ação rápido e a uma duração de ação mais curta.

7) SAR de Morfina -

A SAR da morfina foi estudada por -
- Modificação do anel alicíclico
- Modificação do anel aromático
- Modificação do 3o azoto

Modificação do anel alicíclico
- Quando o grupo hidroxilo do álcool na posição C-6 é metilado, esterificado, oxidado,

eliminado ou substituído por um halogéneo, tanto a ação analgésica como a toxicidade do composto aumentam.

. O grupo C-6 ceto da oximorfona é convertido em C-6 hidroxilo, dando origem à nalbupina, o que demonstra o efeito antagonista dos receptores.

. É produzida uma substância química mais potente quando a ligação dupla na posição C-7 está saturada. A di-hidro morfina e a di-hidro codeína são dois exemplos.

. De um modo geral, o grupo hidroxilo 14 aumenta as características agonísticas e diminui os efeitos antitússicos.

No entanto, a atividade varia com a substituição global na estrutura.

. A ligação de C-6 e C-14 através da ligação de etileno dá origem a derivados potentes.

. A tebaína reage com dienófilos (também conhecida como reação de alder de diel) para produzir derivados de 6, 14 endo eteno tetrahidro tebaína, também conhecidos como "oripavinas". Alguns opióides, como os mais conhecidos, a etorfina e a buprenorfina, são agonistas particularmente potentes. Estes compostos têm uma potência agonista mil vezes superior à da morfina.

<u>Modificação do anel fenil -</u>

. Um anel fenil aromático é essencial para a atividade.

. A modificação do grupo hidroxilo fenólico diminui a atividade.

. Qualquer outra substituição no anel fenílico diminui a atividade.

<u>Modificação do 3° azoto</u>

. Geralmente, é necessária uma amina terciária para uma boa atividade opióide.

. A potência, os agonistas e as propriedades antagonistas inversas de uma molécula podem ser afectados pelo tamanho da substituição N.

. A substituição N-metil tem boas propriedades agonísticas; contudo, quando a substituição é aumentada em 3-5 carbonos, resulta uma atividade antagonista. As propriedades agonísticas dos opiáceos são, no entanto, reforçadas por substituintes maiores em N; por exemplo, a substituição N-fenil-etilo é dez vezes mais eficaz do que os grupos N-metilo.

. O grupo N-alil e N-cilo-alquil conduz a uma propriedade antagonista dos narcóticos.

<u>Ponte de epóxido</u>

. A substância conhecida como morfina é produzida quando a ponte 3,4-epóxido na estrutura da morfina é removida.

. São utilizados meios sintéticos para preparar os morfinanos. Apenas o isómero levo da mistura racémica produzida pelo processo sintético, como o levorfanol e o butorfanol, tem atividade opióide. O isómero dextro tem uma atividade antitússica útil.

. O levorfanol é um analgésico mais potente do que a morfina.

. O SAR resumido dos análogos da morfina é apresentado abaixo:

Grupo funcional	Modificação	Efeitos observados
Hidroxilo fenólico -OH	(i) -OH-H (11) -OH a -COCH, (iii) -OH a OCH, (iv) OH a OC,H, (v) OH a -O/\	Menor efeito analgésico Menor efeito analgésico Menor efeito analgésico Menor efeito analgésico Menor efeito analgésico
Hidroxilo alcoólico -OH	(i) OH para OCH, ii) OH para OC,H₄ iii) OH paraOCOCH, iv) OH para = O v) OH para H	Mais ativa do que a morfina Mais ativa do que a morfina Mais ativa do que a morfina Menos ativa do que a morfina Mais ativa do que a morfina
Ligação insaturada alicíclica -CH = CH-	-CH = CH a-CH,-CH,	Mais ativo do que a morfina

Azoto terciário	(i) N-CH, em NH	Menos ativo que a morfina
1	(ii) N-CH, a N-CH,-CH,-Ph	Mais ativo que a morfina
N-CH,	iii) N-CH, a N-alil, propil	Antagonista da morfina

8) **SAR de Quinolonas**

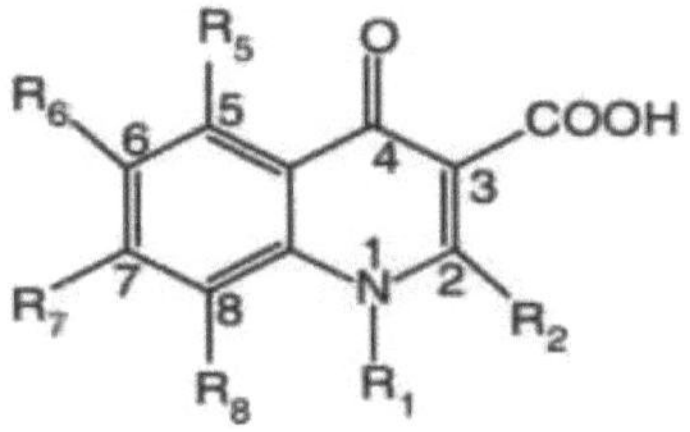

. **Substituinte na posição N-1: O etilo**, o butilo, o ciclopropilo e o difluorofenilo parecem ser os melhores substituintes na posição 1, e estes substituintes produziram moléculas poderosas. Os compostos com melhor atividade global contra bactérias gram-positivas foram produzidos pela adição de um átomo de flúor ao grupo N-1 ciclopropilo ou ao substituinte 1-butilo.

. As substituições simples dos hidrogénios C-2, como os grupos metilo ou hidroxi, têm-se revelado normalmente prejudiciais; no entanto, alguns derivados com um anel C-1, C-2 adequado demonstraram ter uma atividade notável.

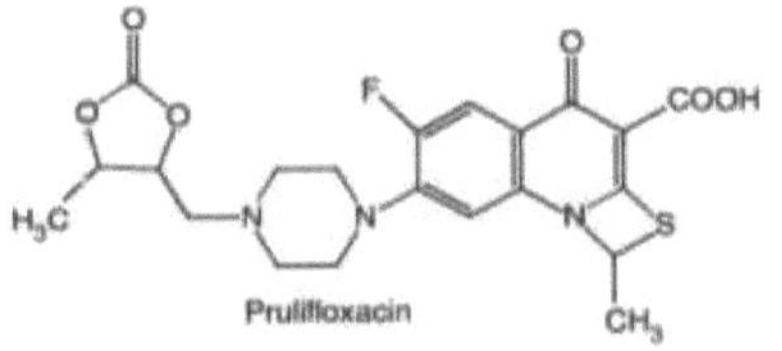

. **O carboxi funciona na posição:** A redução da atividade antibacteriana resulta da modificação do grupo C-3 do ácido carboxílico. No entanto, a quinolona isotiazolo mais eficaz foi produzida quando o grupo carboxílico C-3 foi substituído por um grupo isotiazolo. Este composto tem 4-10 vezes mais atividade antibacteriana contra bactérias in vitro do que a ciprofloxacina. Enquanto outros grupos, como o ácido sulfónico, o ácido fosfónico e o tetrazol, bem como a derivatização, como um éster, conduzem à perda da ação antibacteriana, o sistema isotiazolo tem carácter aromático e o protão do azoto é bastante ácido, podendo ser designado como um mímico do ácido carboxílico.

. O grupo C-4-oxo do núcleo da quinolona parece ser necessário para a ação antibacteriana. A atividade perde-se quando os grupos 4-tioxo ou sulfonilo são substituídos.

. A atividade antibacteriana aumentou em resultado da introdução de um grupo na posição C-5. NH2: CH3>F, H>OH, ou SH, SR, é a ordem de atividade.

. É significativo que um átomo de flúor tenha sido incluído na quinolona na posição C-6. A ordem cinética é F>Cl, Br, CH3>CN.

. É crucial incluir uma porção de piperazina na posição C-7. Além disso, vários

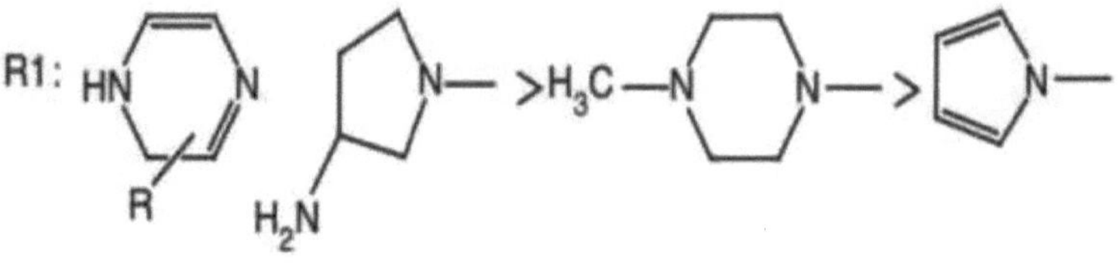

R1:

as aminopirrolidinas são adequadas para a ação.

- Um substituto fluorado C-8 tem geralmente uma boa potência contra infecções gram-negativas, mas uma porção metoxilada C-8 tem atividade contra germes gram-positivos. F, Cl, OCH3>H, CF3>metil, vinil e propargil são a ordem de atividade.

- A presença de um halogéneo (F ou Cl) na posição C-8 melhora a absorção oral.

- A oflaxacina ativa é produzida pela união do grupo N-1 à posição C-8 com um anel de oxazina.

9) SAR das sulfonamidas

As principais características da SAR das sulfonamidas incluem o seguinte:

- O esqueleto da sulfanilamida é o requisito estrutural mínimo para a atividade antibacteriana

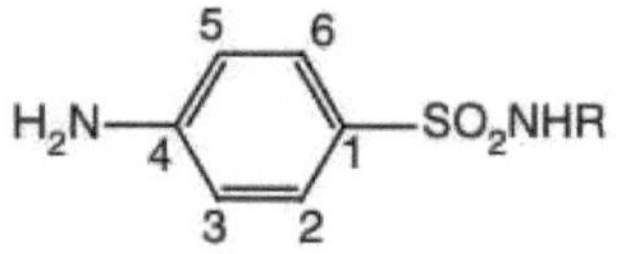

atividade.

- Os grupos amino e sulfonil do anel benzénico são essenciais e devem estar nas posições 1 e 4.

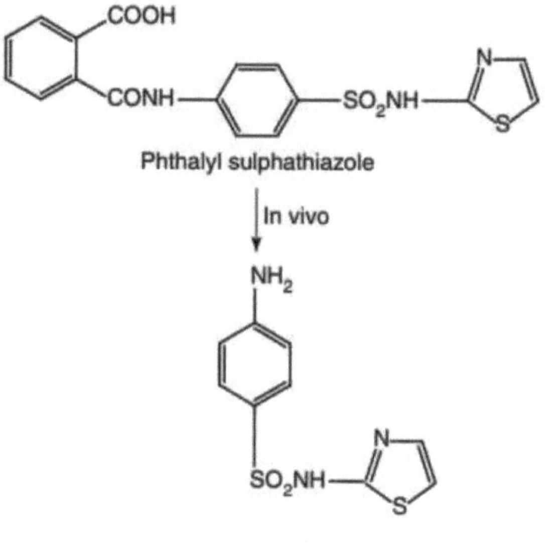

Phthalyl sulphathiazole

In vivo

O átomo de enxofre deve estar diretamente ligado ao anel benzénico.

12

- A atividade do anel benzénico é reduzida ou eliminada quando este é substituído por outro sistema de anéis ou quando lhe são adicionados substituintes extra.
- A troca do grupo -SO2NH por -CONH reduz a atividade. A atividade varia com o tipo de substituição no grupo amino das sulfonamidas N-1-substituídas. A atividade bacteriostática aumenta quando os substituintes conferem ao grupo SO2 características ricas em electrões.
- Enquanto as sulfonamidas, que têm um único anel de benzeno na posição N-1, são significativamente mais venenosas do que os análogos de anéis heterocíclicos, os substituintes heterocíclicos produzem derivados altamente potentes.
- O grupo sulfonamida deve ser colocado em frente dos grupos amino aromáticos livres. Se for substituído na posição orto ou meta, os compostos resultantes carecem de ação antibacteriana.
- A atividade ionizada e máxima da sulfonamida encontra-se entre os valores de pKa 6,6-7,4. Esta é a forma ativa do composto.
- As substituições no anel benzénico das sulfonamidas produziram compostos inactivos.
- Quando o ácido sulfónico livre (-SO3H) é substituído pela função sulfonamido, a atividade é destruída, mas quando o ácido sulfínico (-SO2H) é substituído e a posição N-4 é acetilada, a atividade é restaurada.
- Os centros básicos da arginina, histidina e lisina das proteínas são os locais onde as sulfonamidas se ligam. Os grupos de ligação são os halogenetos, os alquilos e os alcoxilos. A ação das sulfonamidas é influenciada pela ligação, e a ligação às proteínas parece modificar a disponibilidade e a semi-vida do fármaco.
- A farmacocinética e a atividade antibacteriana são influenciadas pela solubilidade lipídica, que prolonga a meia-vida e aumenta a atividade antibacteriana in vitro.

10) <u>SAR da penicilina</u>

Um anel de tiazolideno de 5 membros está ligado a um anel de B-lactama de 4 membros que está fortemente esticado nas moléculas de penicilina. O sistema anelar do B-lactâmico bicíclico e a interação cis entre os dois hidrogénios nas posições 5 e 6, um 3-carboxilato livre e uma 6-amida, são ambos essenciais. A alteração de qualquer um destes elementos provoca uma diminuição da atividade. O espetro farmacológico e antibacteriano é largamente regido pela cadeia lateral. A estabilidade das penicilinas pode ser significativamente influenciada pelo substituinte químico ligado ao núcleo da penicilina, bem como pelo espetro de atividade.

O grupo "R" da cadeia lateral da amina principal é substituído por um grupo retirador de electrões, o que reduz a densidade eletrónica do carbonilo da cadeia lateral e protege estas penicilinas, uma vez que passam mais facilmente pelo estômago e muitas delas podem ser administradas por via oral para fins sistémicos. O antibiótico está mais ligado às proteínas séricas quanto mais lipofílica for a sua cadeia lateral. O volume do grupo acilo ligado à amina principal afecta a estabilidade da penicilina em relação à B-lactamase.

- Quando o anel aromático é ligado diretamente ao carbonilo da cadeia lateral e ambas as

13

posições orto são preenchidas com grupos metoxi, a estabilidade da penicilina à B-lactamase aumenta.

· Um análogo sensível às B-lactamases foi produzido movendo um dos grupos metoxi para a posição para ou substituindo um deles por hidrogénio.

· Foi também criado um agente sensível à B-lactamase através da inserção de um metileno entre o anel aromático e o 6-APA.

11) <u>SAR das Cefalosporinas</u>

· <u>Substituição do 7-acilamino</u>

a. Um composto básico é criado pela adição de um grupo amino e de um hidrogénio às posições e 1. Este composto é protonado no ambiente ácido do estômago. O ião amónio torna as cefalosporinas mais estáveis e mais potentes quando administradas por via oral. A arilação do grupo amino aumenta a atividade contra as bactérias gram-positivas e diminui a atividade das gram-negativas.

b. Para as bactérias gram-positivas, os novos grupos acilo produzidos a partir de ácidos carboxílicos apresentam um amplo espetro de atividade antibiótica.

c. A atividade gram-positiva mais elevada e a atividade gram-negativa tipicamente reduzida são proporcionadas por substituições no anel aromático fenilo que promovem a lipofilicidade.

d. Outros heterociclos com melhores espectros farmacocinéticos e de atividade, como o tiofeno, o tetrazol, o furano, a piridina e os aminotiazóis, podem ocupar o lugar do anel fenílico na cadeia lateral.

Um derivado amino-1-hidrogénio do isómero L das cefalosforinas era 30-40 vezes mais estável do que o seu isómero D. A estabilidade aumenta quase cem vezes com a adição de metoxi-oxima a e 1. A estabilidade aumenta quase cem vezes com a adição de metoxi-oxima a e 1. O agrupamento catecol pode potencialmente ser um sinal de maior atividade, em particular contra Pseudomonas aeruginosa, e também manter alguma atividade gram-positiva, o que não é utilizado para uma cefalosporina catecol

- **Modificação na substituição C-3:** Os substituintes C-3 afectam a farmacocinética e a

14

farmacodinâmica. Para diminuir a degradação das cefalosporinas (lactona da cefalosporina desacetilada), foi efectuada uma modificação na posição C-3.

a. A atividade positiva foi melhorada, mas a atividade gram-negativa foi diminuída pelos expositores de ésteres de benzoílo.

b.A piridina e o imidazol geram um derivado com uma atividade gram-negativa moderadamente elevada quando o grupo acetoxi é substituído pelo ião azida.

c.Quando o grupo 3-acetoxi é substituído por tióis aromáticos, a eficácia contra bactérias gram-negativas aumenta e as propriedades farmacocinéticas são melhoradas.

d. Ao substituir o grupo acetoxi na posição C-3 por CH3 e Cl, criam-se moléculas que são activas por via oral.

- Outras alterações

a.   O grupo metoxi em C-7 apresenta uma maior resistência à hidrólise pela B-lactamase.

b.   A atividade antibacteriana do espetro do anel é significativamente reduzida ou eliminada após a oxidação em sulfona ou em sulfóxido.

c.   O oxacepam (latamoxet) tem uma maior atividade antibacteriana em resultado da sua melhor capacidade de acilação quando o enxofre é substituído por oxigénio. Do mesmo modo, a substituição do enxofre pelo grupo metileno (loracavete) tem uma maior estabilidade química e uma semi-vida mais longa.

d.   Para aumentar a biodisponibilidade das cefalosporinas, o grupo carboxilo na posição 4 foi transformado em pró-fármacos ésteres, que também podem ser administrados por via oral.

e.   A ligação olefínica nas posições C-3 e C-4 é necessária para a ação antibacteriana, que se perde quando a ligação dupla é ionizada para a segunda e terceira posições.

12) SAR dos aminoglicosídeos

Modificação no anel 1: É vital para a atividade antibacteriana típica de largo espetro, e

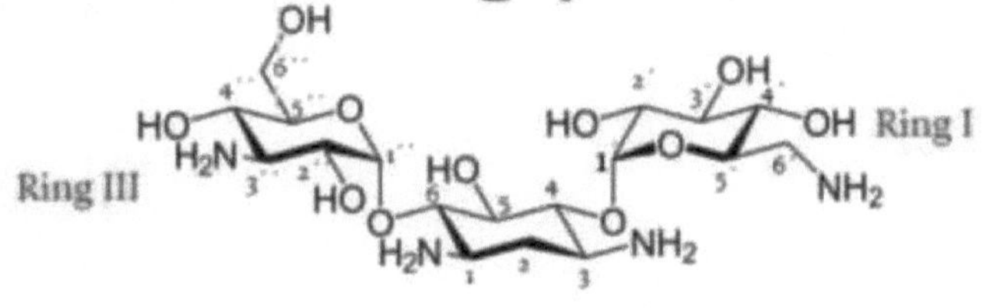

serve de alvo principal para as enzimas que inactivam as bactérias:

.   Uma vez que a canamicina-B (6'-NH2, 2'-NH2) é mais ativa do que a canamicina-A (6'-NH2, 2'- OH), que é mais ativa do que a canamicina-C (6'-OH, 2'-NH2), as funções amino a 6' e 2' são particularmente cruciais.

.   A metilação nas posições 6'-C ou 6'-NH2 confere resistência à acetilação enzimática do grupo 6'-NH sem reduzir significativamente a atividade antibacteriana.

.   A potência antibacteriana das canamicinas (tais como a 3',4' Dideoxicanamicina-B ou a Dibekacina) não é afetada pela remoção do grupo 3'-OH, do grupo 4'-OH, ou de ambos.

Modificações do anel 2 (desoxistreptamina):

.   O grupo 1- NH₂ da canamicina-A pode ser acilado (por exemplo, amicacina) com manutenção da atividade. **As modificações do anel 3** em que os grupos funcionais parecem ser um pouco menos sensíveis a alterações estruturais do que as do anel 1 ou do anel 2.

.   Os derivados 2"-NH2 (seldomicinas) são muito activos.

· As 2"-desoxigentamicinas são significativamente menos activas do que as suas homólogas 2"-OH.

· O 3"-NH2 das gentamicinas pode ser primário ou secundário com elevada potência antibacteriana.

- O grupo 4"-OH pode ser axial ou equatorial com poucas alterações na potência.

13) SAR da tetraciclina

· **Modificação da posição C-1 e C-3:** Todas as tetraciclinas fisiologicamente activas partilham o tautomerismo ceto-enol do anel A nos átomos de carbono 1 e 3, e a inibição deste sistema através da síntese de derivados em C-1 e C-3 conduz à perda da atividade antibacteriana. A atividade requer a fórmula A-C = O, que é uma função de C-1 e C-3. As estruturas não ionizadas e zwitteriónicas da tetraciclina devem estar em equilíbrio para que esta seja ativa.

· **Modificação da posição C-2:** A porção carboxamida é onde se encontra a ação antibacteriana. Idealmente, a amida não deve ser substituída, embora seja aceitável a monossubstituição utilizando alquilaminometilamida activada (bases de Mannich). Como ilustração, considere o grande grupo alquilo na carboxamida da rolitetraciclina, que tem o potencial de alterar o equilíbrio ceto-enol típico dos sistemas conjugados C-1, C-2 e C-3 e reduzir a sua atividade antibacteriana natural. Ocorre uma perda de atividade quando o grupo carboxamida é substituído ou quando a carboxamida é desidratada no nitrilo equivalente.

· **Modificação da posição C-4a:** O a-hidrogénio na posição C-4a das tetraciclinas é necessário para uma atividade antibacteriana útil.

· **Modificação das posições C-5 e C-5a:** A atividade perde-se quando o grupo hidroxilo C-5 é alquilado. As tetraciclinas, que são antibacterianas por natureza, têm uma porção metilénica não substituída na posição C-5. A oxitetraciclina, por outro lado, tem um grupo hidroxilo C-5, é uma substância potente e sofreu modificações químicas para se tornar em várias tetraciclinas semi-sintéticas. Apenas os pequenos ésteres alquílicos são benéficos; a esterificação só é aceitável se a oxitetraciclina livre puder ser libertada in vivo. A atividade antibacteriana é afetada negativamente pela epimerização.

· **Modificação na posição C-6:** A ação da tetraciclina não é muito influenciada pelo grupo metilo C-6. Existem numerosos substituintes que podem ser utilizados na posição C-6. As tetraciclinas têm geralmente um grupo -metilo e um grupo -hidroxilo nesta posição. A demeclociclina é uma clortetraciclina C-6 desmetilada que ocorre naturalmente e tem grande ação. A doxiciclina é produzida quando o grupo hidroxilo C-6 é removido e tem propriedades antibacterianas eficazes.

· **Substituintes C-7 e C-9:** A posição C-7 é mais suscetível à substituição electrofílica devido à estrutura do anel D aromático. Algumas tetraciclinas C-7 sofrem substituição por grupos que retiram electrões, como os grupos nitro e halogéneo, o que resulta nas tetraciclinas mais eficazes in vitro, mas estas moléculas têm potencial para serem venenosas e cancerígenas. As tetraciclinas com os grupos C-7 acetoxi, azido e hidroxilo têm menor eficácia contra as bactérias.

· **substituintes C-10:** A ação antibacteriana requer a porção fenólica C-10. O C-9 e o C-7 são activados pela substituição do C-10 por um grupo de hidrogénio para ou orto.

· **Substituintes C-11:** A porção carbonilo C-11 faz parte de um dos sistemas de cetoenóis conjugados necessários para a atividade antibacteriana.

· **Substituintes C-11a:** Não se formam tetraciclinas estáveis por modificações na posição C-11a.

· **Substituintes C-12/12a:** Deve sofrer hidrólise para deixar a tetraciclina ativa com o grupo hidroxilo na posição 12a, que é necessário para proporcionar uma excelente ação antibacteriana, e a esterificação do grupo hidroxilo leva à incorporação do medicamento nos tecidos devido à sua maior lipofilicidade. O sistema ceto-enol é necessário para a administração e ligação destes medicamentos.

14) SAR do agente antifúngico azol

1. Os membros da classe dos azóis devem ter um anel imidazol ou 1,2,4-triazol fracamente básico, ligado ao resto da estrutura por uma ligação azoto-carbono.
2. Os azóis antifúngicos mais eficazes têm dois ou três anéis aromáticos, pelo menos um dos quais é substituído por halogéneo (por exemplo, 4,4-clorofenilo, 2,4-diclorofenilo ou 2,4-difluorofenilo), bem como grupos funcionais não polares adicionais.
3. Os compostos azólicos eficazes só podem ser produzidos por substituição de 2 e/ou 2,4 halogéneos (flúor) ou ácido sulfónico.
4. A substituição noutras posições do anel produz compostos inactivos.
5. A funcionalidade não polar confere elevada lipofilicidade aos azóis antifúngicos.

15) SAR dos anti-histamínicos éteres de etanolamina

A atividade estrutural dos anti-histamínicos éteres de etanolamina pode ser resumida da seguinte forma

· O enjoo de movimento é tratado com o sal de 8-cloroteofilinato de difenidramina.

· A carboxamina, que é um medicamento anti-histamínico forte, é constituída por compostos com os grupos p-Cl-Ph e 2-piridil aril.

· A substituição do grupo metilo no carbono alfa pela função éter dá origem a um composto relacionado conhecido como doxilamina.

· A clemastina, um composto químico com menos efeitos sedativos, é criada pela adição de um átomo de carbono entre os átomos de oxigénio e de azoto.

· A setastina tem um anel hexa-hidroazepina de sete membros com uma substituição de alquil amina, que tem menos efeitos sedativos.

· A atividade anti-histamínica diminui e a atividade anticolinérgica aumenta com o aumento do tamanho do grupo alquilo em C-2'.

· A redução da ação anticolinérgica e o aumento da atividade anti-histamínica são os resultados da adição de substituintes alquílicos em C-4'.

16) <u>SAR de Cimetidina</u>

Cimetidine

A atividade estrutural geral dos antiulcerosos H2-anti-histamínicos pode ser resumida da seguinte forma

· A estrutura do medicamento deve assemelhar-se muito à estrutura da histamina.

· O anel imidazol é mantido para garantir a afinidade no local do recetor H2.

· A substituição no local C-4 contribui para a seletividade H2 do fármaco.

· O átomo de enxofre aumenta a potência do que os átomos de azoto ou de oxigénio.

· A potência é aumentada quando o nitrometileno substitui o grupo N-cianoamino.

· As guanidinas com substituições de grupos retiradores de electrões têm uma basicidade inferior à da guanidina.

· A substituição do anel imidazol por outros anéis aromáticos dá origem a outros produtos úteis.

17) <u>SAR de Mecloretamina</u>

- A substituição do átomo de enxofre por azoto diminui a toxicidade.
- O grupo 2-cloroetilo é necessário para a atividade porque é a única forma de gerar o catião aziridina. Mais tarde, o catião aziridina irá juntar-se aos alquilados do ADN.
- O medicamento estará mais facilmente disponível por via oral depois de se ligar ao grupo amino.
- A disponibilidade da via oral do medicamento também aumentará com a adição do grupo fenilo substituído.
- A introdução de anéis aromáticos aumenta a estabilidade do medicamento.
- Graças ao anel aromático, o medicamento distribui-se mais amplamente pelo organismo.
- O anel benzimidazol pode proporcionar uma ação local e mais rápida do medicamento.
- O benzimidazol diminuirá ainda mais a meia-vida do composto

18) <u>SAR da 6-mercaptopurina</u>

- Até 15-16 carbonos na cadeia de carbono, a atividade da droga aumenta; para além disso, volta a diminuir.
- A atividade do medicamento aumentará se o substituinte na posição 6 provocar um aumento da ressonância nessa posição.
- O substituinte hidrofóbico aumentará a ação do fármaco quando for introduzido na posição seis.
- Dependendo do tipo de substituição, as substituições na segunda posição podem não afetar a atividade do fármaco ou podem reduzi-la

19) <u>SAR de Metotrexato</u>

O transporte do medicamento através do sistema transportador de folato pode ser aumentado através da substituição da cauda de glutamato por substâncias lipofílicas.
- A entidade tioureia pode aumentar a atividade do medicamento
- O imidazol aumentará a ação do medicamento em vez do tiazol.
- A interação ligando-enzima será positivamente afetada por derivados de tetrahidroquinazolinas, em que o anel dibenzodiazepina apresentará as propriedades farmacofóricas necessárias para a atividade do fármaco.

- As substituições nas posições 2nd, 3rd e 6th no núcleo da quinazolinona inibem a ação do fármaco.
- A atividade do fármaco diminui devido a uma redução da propensão do fármaco para se ligar à DHFR nas posições orto e para do anel fenílico.
- A combinação do medicamento com cobre metálico também pode aumentar a atividade do medicamento

20) <u>SAR de Nitroglicerina</u>

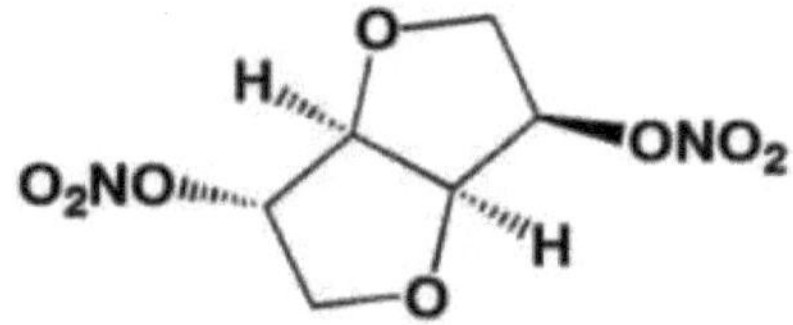

A atividade da estrutura geral dos fármacos antianginosos de nitrato orgânico pode ser resumida da seguinte forma

A capacidade do nitrato orgânico para ativar a guanilato ciclase depende do número de grupos nitrato presentes.

O aumento do grupo nítrico aumenta a potência.

O aumento da lipofilicidade tem pouco ou nenhum impacto na ativação do fármaco.

21) <u>SAR de isossorbidedinitrato</u>

A atividade da estrutura geral dos fármacos antianginosos de nitrato orgânico pode ser resumida da seguinte forma

A capacidade do nitrato orgânico para ativar a guanilato ciclase depende do número de grupos nitrato presentes.

- O aumento do grupo nítrico aumenta a potência.
- O aumento da lipofilicidade não afecta significativamente a eficácia de um medicamento.

MCQ

1] A atividade alfa e beta máxima da epinefrina é devida a
a) Anel de naftol
b) Anel antracénico
c) Anel de catecol
d) Anel de fenantreno

Resp- C) Anel de catecol

2] A anfetamina tem a capacidade de atravessar a barreira hemato-encefálica devido
a) Anel não substituído sem grupo hidroxilo
b) Anel com grupo hidroxilo
c) Ambos

d) Nenhum

Resp- a)Anel não substituído sem grupo hidroxilo

3] Nem a adrenalina contém um tipo de grupo amino

a) Primário

b) Secundário

c) Terciário

d) Quaternário

Resp- a) Primário

4] Os agentes bloqueadores beta contêm que anel

a) Benzeno

b) Naftaleno

c) Antraceno

d) Nenhum

ANS-b] Naftaleno

5] A pilocarpina tem que tipo de átomo de azoto

a) Primário

b) Secundário

c) Terciário

d) Quaternário

Ans -d] Quaternário

6] Que grupos ligados à 7ª posição do benzodiazepam aumentam a atividade

a) Grupos doadores de electrões

b) Grupo retirador de electrões

c) Ambos

d) Nenhum

ANS- b) Grupo retirador de electrões

7] O anel presente na estrutura do barbital é

a) Piridina

b) Pirimidina

c) Furano

d) Oxole

ANS- b) Pirimidina

8] O ácido barbitúrico 5,5-dissubstituído é o principal requisito para que os barbitúricos tenham que propriedade

a) Laxante

b) Anti-sético

c) Sedativo , hipnótico

d) Nenhuma das anteriores

RESP- c) Sedativo, hipnótico

9] O Barbital potencia que recetor?

a) Recetor GABA

b) Recetor neuronal de acetilcolina

c) Recetor de glutamato

d) Kainite 2

ANS- a) Recetor GABA

10]A atividade do fármaco adrenérgico depende consideravelmente da presença do

grupo hidroxilo em

a)   C3 e C4 do anel aromático

b)   C1 e C2 do anel aromático

c)   C2 e C3 do anel aromático

d)   C1 e C4 do anel aromático

ANS - a) C3 e C4 do anel aromático

11] O anel presente no Mestinon é

a)   Pirrolo

b)   Piridina

c)   Furano

d)   Oxole

ANS- a) Piridina

12] Devido à presença do   grupo carregado,   a acetilcolina não penetra membrana lipídica

a)   Positivo , Azoto

b)   Negativo , Azoto

c)   Positivo e negativo sobre o azoto

d)   Nenhum

Resp-c] Tanto positivo como negativo em relação ao azoto

13] Qual dos seguintes bloqueadores dos canais de cálcio não é do tipo dipina?

a)   Verapamil

b)   Nifedine

c)   Felodipina

d)   Amlodipina

ANS- a) Verapamil

14] O seguinte anestésico geral tem uma ação relaxante muscular fraca

a)   Éter

b)   Óxido nitroso

c)   halotano

d)   Isoflurano

RESP- b) Óxido nitroso

15] Na placa terminal do músculo, a tubacurarina reduz a .

a)   Número de canais Na

b)   Duração em que o canal de sódio permanece aberto

c)   frequência de abertura do canal de sódio

d)   todas as anteriores

ANS- C) frequência de abertura do canal de sódio

16] O D- sorbitol é isomérico com

a)   Manitol

b)   sacarose

c)   Nitro glicerina

d)   Acarbose

ANS- a) Manitol

17] O ácido araquidónico contém quantas ligações duplas?

a)   2

b)   3

c)   4
d)   5
ANS -c) 4
18] A tironina é sintetizada pela combinação de
a)   DIT + DIT
b)   DIT + MIT
c)   MIT + MIT
d)   Nenhuma das anteriores
ANS -DIT + MIT
19] Qual é a hormona da tiroide mais ativa na natureza...
a)   T3
b)   T4
c)   Ambos
d)   Nenhum
ANS -a) T3
20] Qual é o anel comum presente nos esteróides
a)   Naftaleno
b)   Benzeno
c)   Anel ciclopentanoperidrofenantreno
d)   Antraceno
ANS- a) Anel ciclopentanoperidrofenantreno
21] A substância conhecida como morfina é produzida quando a ponte   em a estrutura da morfina é removida.
a)   3,4-epóxido
b)   3,3-epoxido
c)   4,3-epoxido
d)   2,3-epoxido
Resp - a) 3,4-epóxido
22] O Levorphanol é mais potente do que o ?
a)   Butorfanol
b)   Morfina
c)   Tanto a como b
d)   Nenhuma das anteriores
Resp-b) Morfina
23] A sulfonamida apresenta que atividade?
a)   Anti-sético
b)   Antipirético
c)   Antibacteriano
d)   Nenhuma das anteriores
Resp-c) Antibacteriano
24] Na SAR dos barbitúricos, a substituição do oxigénio pelo átomo de enxofre nas posições C4 e C6 reduz a ?
a)   Propriedade analgésica
b)   Propriedade antipirética
c)   Atividade hipnótica
d)   Nenhuma das anteriores

Resp-c) Atividade hipnótica

25] Qual é a afirmação correcta?

a)   A substituição da hidroxila alcoólica por -OCH3 torna o composto mais ativo do que a morfina

b)   A substituição da hidroxila alcoólica por -OCH3 torna o composto menos ativo do que a morfina

c)   A substituição da hidroxila alcoólica por -OCH3 faz com que o composto não tenha qualquer efeito na   sua atividade sobre a morfina

d)   A substituição do hidroxilo fenólico por -OCH3 torna o composto mais ativo do que a morfina

Resp-a) A substituição da hidroxila alcoólica por -OCH3 torna o composto mais ativo do que a morfina

26]A potência antibacteriana das canamicinas não é afetada pela remoção de ?

a)   3'-OH

b)   4'-OH

c)   Tanto a como b

d)   Nenhuma das anteriores

Resp- c) Ambas a e b

27] Na relação estrutura-atividade da mecloretamina, a substituição do átomo de enxofre por azoto

a)   Aumentar a toxicidade

b)   não afectam a toxicidade

c)   Diminuir a toxicidade

d)   Nenhuma das anteriores

Resp-c) Diminuir a toxicidade

28] Na relação estrutura-atividade da nitroglicerina, o aumento do grupo nítrico provoca ?

a)   Aumentar a potência

b)   Diminuir a potência

c)   Não afectam a potência

d)   Nenhuma das anteriores

Resp- a) Aumentar a potência

29] Na relação estrutura-atividade da 6-mercaptopurina, o substituinte hidrofóbico aumenta a ação do fármaco quando é introduzido em que posição?

a)   Posição cinco

b)   Posição seis

c)   Posição quatro

d)   Nenhuma das anteriores

Resp- b) Posição seis

30] Qual é a designação IUPAC correcta da mecloretamina?

a)   2-Cloro-N,N-bis-(2-cloroetil)-N-metiletano-1-amina

b)   3-Cloro-N-(2-cloroetil)-N-metiletano-1-amina

c)   2-Cloro-N-(2-cloroetil)-N-metiletano-1-amina

d)   2-Cloro-N-(2-cloroetil)-N-etilmetano-1-amina

Resp-d) 2-Cloro-N-(2-cloroetil)-N-etilmetano-1-amina

31] Relativamente ao medicamento mecloretamina (agentes alquilantes da mostarda

azotada), faça a seguinte correspondência

i. introdução do grupo fenilo substituído — A. Ação local e mais rápida do medicamento

ii. ligação do fármaco ao grupo amino — B. aumentar a disponibilidade da via oral

iii. introdução do anel aromático — C. aumentar a estabilidade do droga

iv. introdução do anel benzimidazol D. aumentar a disponibilidade da via oral

a) i-C, ii-A, iii-D, iv-B
b) i-B, ii-D, iii-A, iv-C
c) i-D, ii-C, iii-A, iv-B
d) i-D, ii-B, iii-C, iv-A

Resp- d) i-D, ii-B, iii-C, iv-A

32] A mecloroetanamina é utilizada para o tratamento de
a) gota aguda
b) cancro da próstata
c) leucemia
d) arritmia cardíaca

Resp- b) cancro da próstata

33] Que tipo de anel está presente na mecloretamina?
a) anel indol
b) anel de benzeno
c) cicloalcano
d) nenhuma das anteriores

Resp- d) Nenhuma das anteriores

34] O medicamento cloridrato de promazina é utilizado principalmente para?
a) Tratamento dos ataques de pânico
b) Tratamento da esquizofrenia
c) Prevenção de arritmias
d) Todas as opções anteriores

Resp- b) Tratamento da esquizofrenia

35] O Barbital potencia que recetor?
a) Recetor GABA
b) Recetor neuronal de acetilcolina
c) Recetor de glutamato
d) Cainato 2

Resp- a) Recetor GABA

36] Na substituição de N-CH3 por NCH2CH2Ph, a atividade altera-se em?
a)A atividade mantém-se constante
b) A atividade aumenta 2 vezes
c) A atividade diminui 2 vezes
d) A atividade aumenta 14 vezes

Resp- d) A atividade aumenta 14 vezes

37] Na relação estrutura-atividade da morfina, a substância química mais potente é produzida quando a ligação dupla na posição C-7 é
a) Saturado

b)   Não saturado
c)   Tanto a como b
d)   Nenhuma das anteriores
Ans-a) Saturado
38] "2-Acetoxi-N,N,N-trimetiletanamínio" é a nomenclatura IUPAC de que medicamento?
a)   **Acetilcolina**
b)   Cevimeline
c)   Cloreto de tróspio
d)   Carvedilol
Resp- a) Acetilcolina
39] O mecanismo de ação da acetilcolina pode ser devido a?
a)   Antagonismo dos receptores colinérgicos
b)   Agonismo dos receptores colinérgicos
c)   Inibição da anticolinesterase
d)   Estimulação com anticolinesterase
Resp- b) Agonismo do recetor colinérgico
40] Na relação estrutura-atividade dos barbitúricos, a ramificação causará a
a)   Droga menos potente
b)   Medicamento mais potente
c)   Tanto a como b
d)   Nenhuma das anteriores
Resp-b) Medicamento mais potente
41] Na relação estrutura-atividade da amina terciária é necessária para a
a)   Atividade opióide
b)   Atividade analgésica
c)   Atividade antibacteriana
d)   Atividade antipirética
Resp-a) Atividade opióide
42] Nas cefalosporinas, o grupo metoxi em C-7 apresenta maior resistência à hidrólise para
a)   alfa-lactamase
b)   gama-lactamase
c)   beta-lactamase
d)   Nenhuma das anteriores
Resp-c) Beta-lactamase
43] Na benzodiazepina, a substituição nas posições 3, 4 e 5 provocará ?
a]   Aumentar
b]   Diminuir
c]   Não afetar a atividade
d]   Nenhuma das anteriores
Ans-b] Diminuir
44] A oxidação do enxofre na posição 5th da fenotiazina diminui a atividade de que
a]   Anti-sético
b]   Antibiótico
c]   Antipsicótico

d]   Tanto a como b

Ans-c] Antipsicótico

45] Na SAR dos barbitúricos, o nível mais elevado de atividade hipnótica é obtido pela soma do átomo de carbono em ambos os substituintes em C-5, que deve estar entre ?

a]   5 a 6

b]   7 a 8

c]   6 e 10

d]   6 e 7

Ans-c] 6 e 10

46] O pentobarbital é mais potente do que

a]   Amobarbital

b]   Barbital

c]   Fenobarbital

d]   Nenhuma das anteriores

Ans-a] Amobarbital

47] Na relação estrutura-atividade da morfina, a ligação da ponte de etileno C-6 e C-14 dá origem a ?

a]   Derivado potente

b]   Derivado menos potente

c]   Derivado sem atividade

d]   Nenhuma das anteriores

Ans-a] Derivado potente

48] O levorfanol é um analgésico mais potente do que

a]   Ópio

b]   Morfina

c]   Codeína

d]   Nenhuma das anteriores

Ans-b] Morfina

49] O oxacepam tem uma maior atividade antibacteriana em resultado da sua melhor capacidade de acilação quando o enxofre é substituído por

a]   Cloro

b]   Nitrogénio

c]   Oxigénio

d]   Nenhuma das anteriores

Ans-c] Oxigénio

50] Na relação estrutura-atividade da mecloretamina, a substituição do átomo de enxofre pelo de azoto

a]   Diminuir a toxicidade

b]   Aumentar a toxicidade

c]   Não afectam a toxicidade

d]   Nenhuma das anteriores

Ans-a] Diminuir a toxicidade

Biossíntese/Síntese

1. Biossíntese das catecolaminas

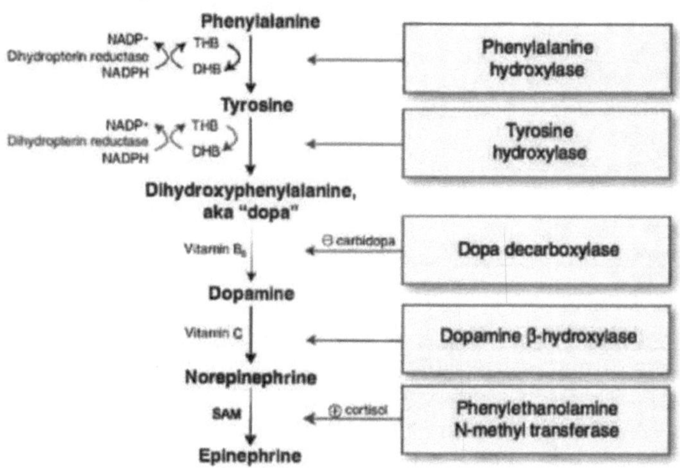

O passo inicial na biossíntese das catecolaminas é a tirosina, que é composta por um anel de benzeno que foi hidroxilado na posição para para uma cadeia lateral de dois carbonos na posição 1. Os anéis que são saturados com hidrogénio são produzidos pela ligação simples do carbono beta e do carbono alfa. O carbono alfa está ligado aos grupos amino e ácido carboxílico que constituem os aminoácidos. A enzima que limita a velocidade, a tirosina hidroxilase, 3-hidroxila a tirosina em di-hidroxifenilalanina (orto em relação ao hidroxilo da posição 4) (DOPA). A descarboxilação do carbono alfa na L-aminoácido aromático descarboxilase produz a primeira catecolamina, a dopamina (L-di-hidroxi-feniletilaminas). Quando o betacarbono da dopamina é hidroxilado, é criada a norepinefrina (pela enzima dopamina beta-hidroxilase). O ácido ascórbico, uma forma de vitamina C, é necessário como cofator para a enzima dopamina beta-hidroxilase.

A enzima feniletanolamina-N-metiltransferase metiliza o grupo amino do carbono alfa da norepinefrina para produzir epinefrina (PNMT) A atividade da tirosina hidroxilase é a etapa limitadora da síntese das catecolaminas.

O complexo noradrenalina-trifosfato de adenosina é produzido pelos terminais nervosos adrenérgicos e continua a ser conservado em vesículas. Para além de produzir e armazenar a noradrenalina e a adrenalina, a medula suprarrenal.

Ao tornar mais permeável a membrana de Ca++ da membrana do terminal nervoso, os neurotransmissores são libertados. A fusão das vesículas com a membrana celular é o que provoca a exocitose, que é desencadeada pela entrada de Ca++.

As catecolaminas são produzidas pelo cérebro, pelo sistema neurológico e pelas glândulas supra-renais, e o corpo liberta-as em resposta ao stress mental ou físico.

As catecolaminas desencadeiam a resposta de "luta ou fuga" do organismo. A dopamina, a adrenalina e a noradrenalina são exemplos de catecolaminas.

2. Síntese da Fenilepinefrina -

Um agente simpaticomimético de ação direta é a fenilefrina. O cloridrato de fenilefrina é um medicamento simpaticomimético sintético. O cloridrato de fenilefrina é (-)-m-hidroxi-alfa-[(metilamino)metil] álcool benzílico em termos químicos. A única coisa que o distingue da adrenalina é a ausência de um grupo hidroxilo na posição para do anel aromático.

- A fenilefrina ajuda a aliviar a pressão e a congestão nos seios nasais e é utilizada para tratar a dor nasal provocada pela febre dos fenos, alergias e constipações. A fenilefrina pode tratar os sintomas, mas não trata as causas subjacentes nem acelera a recuperação.
- Ao contrair os vasos sanguíneos da membrana, diminui a congestão e o edema.
- É utilizado para tratar o glaucoma de ângulo aberto e torna a pupila maior.

3. Síntese do Salbutamol

Um medicamento simpaticomimético é o salbutamol. O salbutamol ou albuterolare, um beta-2

broncodializador adrenérgico, troca estruturalmente o meta-OH do catecol pelo
grupo hidroximetilo.

- Para facilitar a respiração, este medicamento relaxa os músculos lisos dos pulmões e alarga as vias respiratórias.
- É utilizado para tratar o enfisema, a bronquite e a asma.

4. Síntese de Tolazolina -

A tolazolina é um bloqueador alfa-adrenérgico sintético, competitivo e não seletivo derivado da imidazolina. Desempenha o papel de antagonista dos receptores alfa-1 e alfa-2 adrenérgicos. Embora esta substância partilhe uma semelhança estrutural com outros alfa-agonistas da imidazolina, como o nefazol e a xilometazolina, o seu nome químico, cloridrato de 4,5-di-hidro-2-(fenilmetil) mono, também conhecido como 1H-imidazol, refere-se a este último.

É criado pela metanólise do fenilacetonitrilo e pela combinação de um aminoéter com etileno diamina.

- É um vasodilatador utilizado para tratar espasmos dos vasos sanguíneos periféricos

(como na acrocianose)

- O medicamento talazolina tem sido utilizado para tratar a hipertensão pulmonar persistente em recém-nascidos.

5. Síntese do Propranolol-

Quimicamente, é o 1-(isopropilamino)-3-(1-napthloxy)-2-propranol. Pertence à classe das aril oxipropranolol aminas. Bloqueador beta 1 e beta 2 não seletivo.

- O isómero (S) é mais potente. A sua estrutura é semelhante à do pronetalol (ponte OCH3 entre a cadeia lateral aromática e o etilamino).
- Este medicamento é utilizado para tratar enfarte do miocárdio, angina de peito, hipertensão e arritmia cardíaca.
- É utilizado para tratar problemas cardíacos, reduzir a ansiedade e proteger contra enxaquecas. O propranolol pode ser utilizado para reduzir a tensão arterial se tiver um problema cardíaco.
- Controlar problemas como a fibrilhação auricular, que provoca um batimento cardíaco irregular (arritmia).
- Um aumento da tensão arterial. Tratar condições que causam batimentos cardíacos irregulares, como a fibrilhação auricular (arritmia).

6. Biossíntese da acetilcolina -

A produção local de acetilcolina ocorre no terminal nervoso colérico através do seguinte mecanismo: A acetilcolina é produzida com a ajuda do aminoácido serina. Quando a serina descarboxilase está presente, a serina é convertida em colina. A maior parte da Ach é armazenada em solução iónica no interior de pequenas vesículas sinápticas, mas também se encontra algum Ca livre no citoplasma dos terminais colinérgicos. O transporte ativo da Ach nas suas vesículas sinápticas é influenciado por outro transportador.

- O Ach é essencial para a aprendizagem, a memória e a manutenção da atenção, bem como para aumentar o estado de alerta quando nos levantamos.
- Foi demonstrado que os problemas de memória associados à doença de Alzheimer estão relacionados com uma perturbação do sistema colinérgico (produtor de acetilcolina) no cérebro.

7. Síntese de Carbachol -

Um agente colinérgico que actua diretamente é o carbacol. O carbachol é um éster do ácido carbâmico. Tem propriedades nicotínicas e muscarínicas através da ativação dos receptores colinérgicos. O cloroetil uretano é criado quando o ácido carbâmico é combinado com o dicloroetano, e pode então ser

aquecido com trimetil amina para criar carbachol.
- - Embora seja ocasionalmente utilizado durante a cirurgia ocular, o carbacol é mais frequentemente utilizado
para tratar o glaucoma.
- O colírio Carbachol pode ser utilizado por doentes com glaucoma para reduzir a pressão intraocular.
- Em raras ocasiões, é utilizado para tornar as pupilas mais pequenas após uma cirurgia às cataratas.

8. Síntese de Neostigmina -

Do ponto de vista químico, trata-se de 3-l[(Dimetilamino)carboniloxi)-N,N,Trimetilbenzenamínio. Existem sais de neostigmina nas formas de brometo e de sulfato de metilo. Trata-se de um inibidor reversível da acetilcolinesterase que pode ser utilizado juntamente com a atropina.

É sintetizado a partir de cloreto de N , N- dimetilcarbonilo e 3-dimetilamino fenol.
- A injeção de neostigmina pode também ser utilizada para tratar ou prevenir problemas renais ou intestinais específicos.

condições.

- Além disso, este medicamento é administrado após a cirurgia para ajudar a reverter os efeitos de determinados medicamentos que foram utilizados para relaxar os músculos. Para comprar este medicamento, basta uma receita do seu médico.

9. <u>Síntese do brometo de ipratrópio -</u>

O medicamento é produzido através da esterificação da tropina e do ácido trópico para produzir atropina,

que é depois tratado com brometo de isopropilo para produzir brometo de ipratrópio.

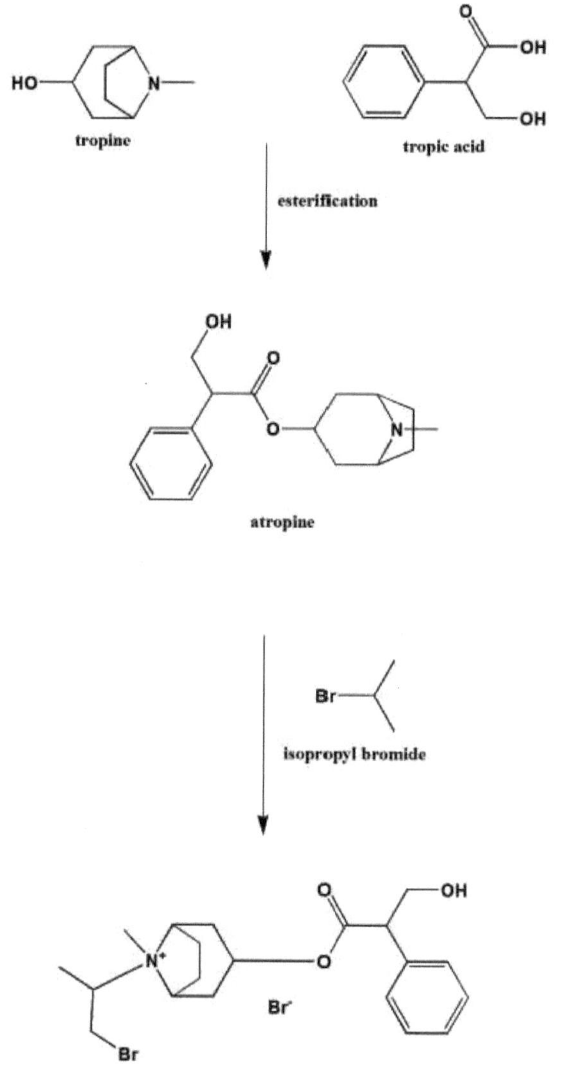

ipratropium bromide

A asma, a DPOC e outras doenças respiratórias são tratadas com este antagonista muscarínico.

- Ipratrópio para inalação oral ajuda as pessoas que sofrem de aperto no peito, tosse, pieira e falta de ar.

10. Síntese do cloridrato de diciclomina -

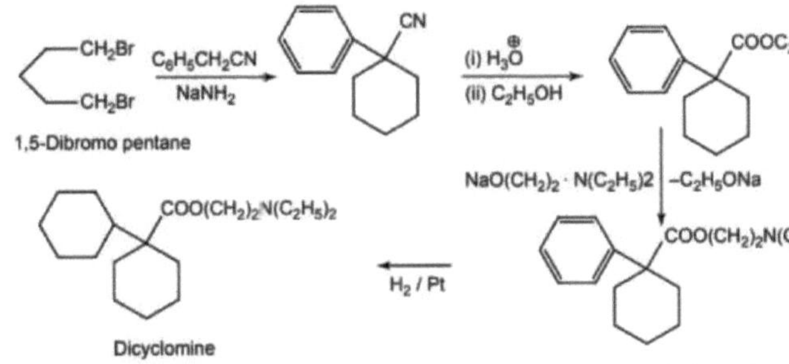

- Utilizado para tratar os sinais e sintomas da síndrome do intestino irritável. A diciclomina é um

membro da classe de medicamentos conhecidos como anticolinérgicos.

- Reduz os espasmos musculares intestinais impedindo o impacto de uma substância química natural específica no organismo.

11. Síntese do cloridrato de prociclidina -

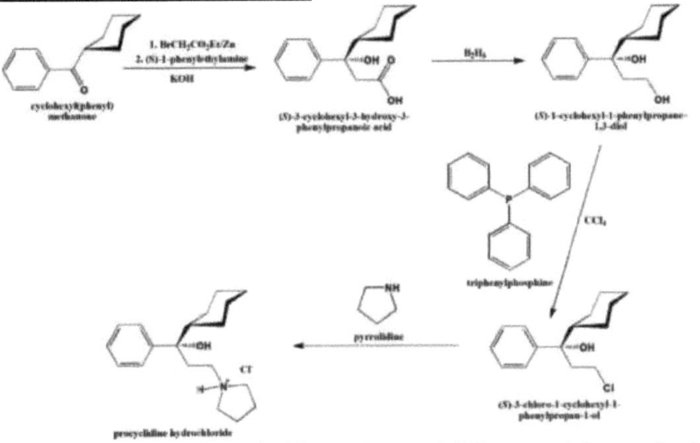

- O antiespasmódico sintético cloridrato de prociclidina, também conhecido como KEMADRIN, tem um nível mínimo de toxicidade.

- A disfunção extrapiramidal provocada pelo parkinsonismo e pelo uso de tranquilizantes demonstrou responder bem ao seu tratamento sintomático (paralisia agitante).

12. Síntese de Diazepam -

A designação química do diazepam é 7-cloro-1,3-di-hidro-1-metil-5-fenil-1,4-benzodiazepina-2-ona. O produto intermédio é criado quando o cloreto de benzoílo e a 4-cloroanilina reagem com cloreto de zinco e com a acilação artesanal de Friedel. Quando um produto intermédio é exposto a cloreto de cloroacetilo na presença de amoníaco, é criado o nordiazepam. Além disso, a reação entre a metilação e o diazepam não resulta em diazepam.

- É utilizado para tratar convulsões, espasmos musculares e sinais de abstinência alcoólica.
- Possui também potentes efeitos relaxantes do músculo esquelético e propriedades amnésticas,
- É utilizada como ansiolítico, para tratar episódios de pânico e para curar insónias.

13. <u>Síntese do Barbital</u> -

Quando a ureia e o éster dietilmalónico são misturados com o etóxido de sódio, obtém-se o barbital.

- O Barbital é um pó cristalino branco, ligeiramente solúvel, utilizado como hipnótico e sedativo. Além disso, pode causar dependência.
- O barbital é também utilizado em medicina animal para tratar a depressão do sistema nervoso central.

14. <u>Cloridrato de clorpromazina</u> -

O cloridrato de clorpromazina é um derivado da fenotiazina e o seu nome químico é 2-

monocloridrato de cloro-10-[3-(dimetilamina) propil] fenotiazina. A clorpromazina é
produzido por ciclização da 3-clorodifenilamina com enxofre e uma pequena quantidade de
iodo como catalisador.

- O cloridrato de clorpromazina é um pó cristalino branco e inodoro.
- Um medicamento chamado clorpromazina é utilizado para tratar perturbações psicóticas.
- Também controla o entusiasmo, a raiva e a agitação.
- Tem propriedades calmantes, anti-coceira, anti-histamínicas e antieméticas.

15. Síntese da fenitoína -

A reação do benzil com a ureia, na presença de uma base forte, como o hidróxido de sódio, e
a fração fenil, produz fenitoína

A fenitoína reduz as crises (convulsões), particularmente as tónico-clónicas (grande mal) e
psicomotoras (lobo temporal), que são utilizadas no tratamento da epilepsia.
É também utilizado para parar e controlar as convulsões que se desenvolvem após uma
cirurgia ao cérebro.
- Utilizado no tratamento da epilepsia e de arritmias cardíacas.

16. Síntese da Etosuximida -

O éster cianoacético propenso à condensação e a metiletilcetona O cianeto de hidrogénio é
então adicionado. O dinitrilo gerado é hidrolisado acidamente e o ácido 2-metil-2-
etilsuccínico resultante é então descarboxilado. Este produto químico combina-se com o
amoníaco para formar o sal de diamónio, que, quando aquecido, passa por heterociclização
para produzir etosuximida.

- As convulsões de pequeno mal ausente são tratadas com etosuximida (um tipo de
convulsão em que há uma perda de consciência muito curta, durante a qual a pessoa pode
olhar em frente ou piscar os olhos e não responde aos outros).

35

- A etosuximida é um membro da classe de medicamentos conhecidos como anticonvulsivantes.
- É o tratamento de eleição para as crises de ausência, evitando os ataques em mais de 60% dos doentes e reduzindo a sua frequência noutros 20% a 30%.

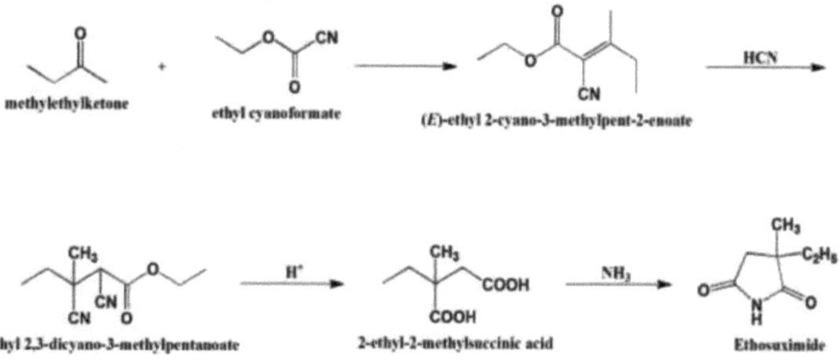

methylethylketone + ethyl cyanoformate ⟶ (E)-ethyl 2-cyano-3-methylpent-2-enoate —HCN→

ethyl 2,3-dicyano-3-methylpentanoate —H⁺→ 2-ethyl-2-methylsuccinic acid —NH₃→ Ethosuximide

- Quanto mais cedo iniciar o tratamento, mais eficaz será a sua terapêutica (os melhores resultados são obtidos se a terapêutica for iniciada no prazo de 1-3 meses após o início dos ataques).

17. Síntese de Carbamazepina -

A carbamazepina é produzida através da reação do 5H-dibenz[b,f]azepina com fosgénio para obter 5-clorcarboxi-5H-dibenz[b,f]azepina e, em seguida, utilizando este produto com amoníaco para obter a substância química desejada.

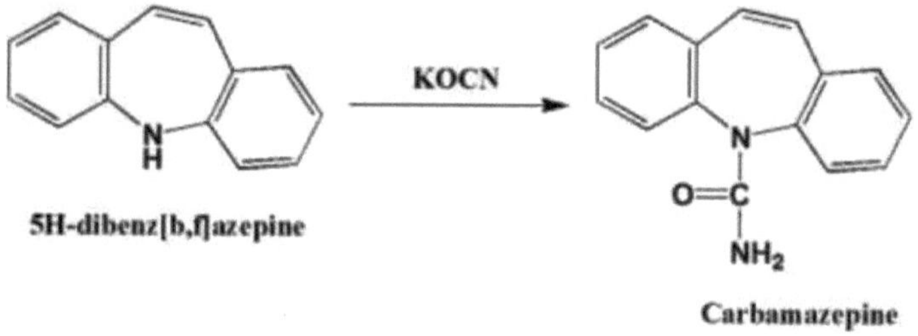

5H-dibenz[b,f]azepine —KOCN→ Carbamazepine

- A carbamazepina é um medicamento utilizado para tratar a epilepsia e as dores nos nervos.
- Para tratar tipos específicos de convulsões, as pessoas com epilepsia podem utilizar a carbamazepina isoladamente ou em conjunto com outros medicamentos.
- - Outro problema que é utilizado para tratar é a nevralgia do trigémeo (uma doença que causa dor no nervo facial).
- O medicamento antiepilético carbamazepina é utilizado no tratamento de convulsões focais e de grande mal.
-

18. Síntese do halotano -

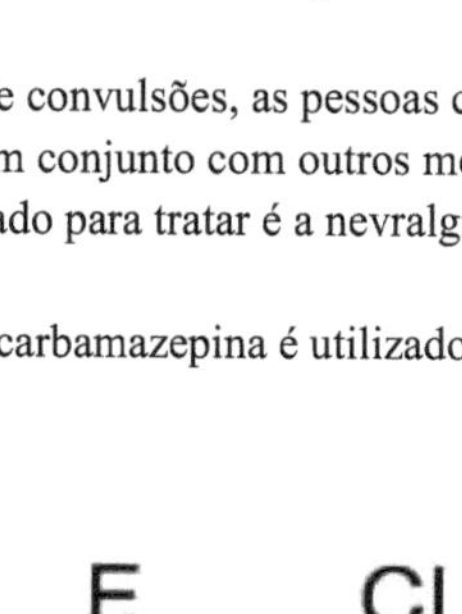

O trifluoreto de antimónio e o tricloroetileno combinam-se para formar o composto 2-cloro, 1, 1, 1- triflureto. O halotano é criado quando este produto químico é tratado com a presença de bromo.

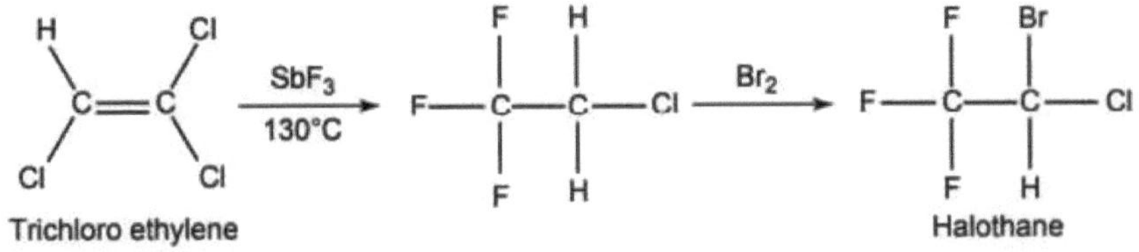

- É um tipo de anestesia volátil que tem um rápido início de ação e funciona sem causar hipoxia.
- A combinação de halotano com óxido nitroso aumenta a potência do medicamento.
- É naturalmente não inflamável e seguro de armazenar.

19. Síntese do metoxital sódico -

O nome químico do methohexital sódico é 1-metil-5-alil (1-metil-2-pentinil). Pode ser administrado por via intravenosa ou intramuscular:

- É utilizado durante a cirurgia oral como hipnótico e anestésico geral.
- Em procedimentos ginecológicos, exames genito-urinários e terapia electro-convulsiva, actua como hipnótico e anestésico geral.
- Em comparação com a tiopentona sódica, é mais potente.

A sua síntese é a seguinte,

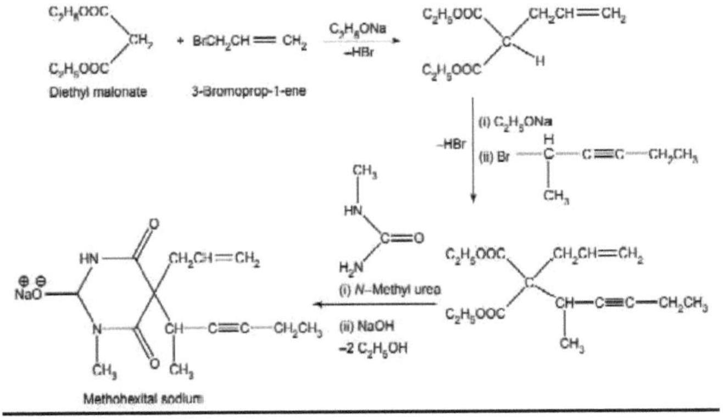

20. Síntese do cloridrato de cetamina -

A cetamina é produzida através do processo de Grignard. Um álcali forte faz com que o O-clorobenzonitrilo reaja com o bromociclopentano para criar uma molécula epóxi, que depois se transforma numa cetamina libertadora.

2-Chlorobenzonitrile

Cyclopentyl magnesium bromide

Ketamine hydrochloride

imina na presença de metilamina. Rearranja-se quando aquecida num meio ácido, libertando cetamina.

* Utilização como analgésico e anestésico geral.
* Como resultado, os músculos lisos são relaxados.

Efeitos secundários

* Provoca confusão e alucinações.
* - Provoca tensão arterial baixa e tremores musculares.
* Podem ocorrer espasmos laríngeos.

21. Síntese de Citrato de Fentanilo -

O citrato de N-(1-feniletil-4-piperidinil) propion-anilida é o nome formal do citrato de fentanilo. Está estruturalmente relacionado com as fenilpiperidinas.

A atividade é oitenta vezes superior à da morfina quando R' é um grupo substituinte fenilo. A N-(4- piperidinil) anilina é produzida pela aminação redutora da 4-piperidona e da anilina, que é depois combinada com cloreto de propionilo para criar a amida. O cloreto de fenil etilo é N-

alquilado para criar fentanil.

* Um medicamento utilizado para tratar a dor grave do cancro que surge mesmo depois de o doente ter utilizado opióides no passado.
* É também utilizado para anestesia durante a cirurgia.
* O citrato de fentanilo liga-se aos receptores opióides do sistema nervoso central.

22. Síntese do Cloridrato de Metadona -

Trata-se de uma droga artificial que pode ser tomada por via oral. É semelhante à morfina em potência, mas com uma semi-vida mais longa e menos prazer. A droga é biotransformada em metabolitos inactivos no fígado, que são depois eliminados na urina.

A metadona é criada através de uma reação entre o 2,2-difenil-4-(dimetilamino)pentano nitrilo e um halogeneto de etil magnésio.

2,2-Diphenylacetonitrile + 3-Chloro-1-dimethyl amino propane — Condensation NaNH$_2$, –HCl → C$_2$H$_5$MgBr, NaOH → Methadone

- No âmbito de uma estratégia de tratamento reconhecida, este medicamento é utilizado para tratar a dependência de opiáceos, nomeadamente a dependência de heroína.

A categoria de medicamentos analgésicos opiáceos inclui a metadona. Esta ajuda a prevenir os sintomas de abstinência que surgem com a interrupção do uso de outros opiáceos.

Efeitos secundários:

- A dependência física semelhante à morfina, a agitação, as náuseas ou os vómitos, a respiração superficial, a comichão na pele, o aumento da transpiração e a obstipação são alguns dos efeitos adversos físicos.

23. Síntese do ácido mafenâmico -

Quimicamente, é o ácido N-2,3-xililantranílico. Produz efeitos analgésicos cerebrais e periféricos.

O ácido mafenâmico é produzido quando o 2-bromobenzoato de potássio interage com a 2,3-dimetilbenzenamina na presença de acetato cúprico.

potassium 2-bromobenzoate → (CH$_3$COO)$_2$Cu → mefenamic acid

- O ácido mefenâmico é um tipo de analgésico que é utilizado para reduzir temporariamente a dor associada à dismenorreia.
- O ácido mefenâmico é utilizado para aliviar a dor ligeira a moderada, como o desconforto associado à menstruação (dor que ocorre antes ou durante o período menstrual).
- O ácido mefenâmico é um membro da classe de medicamentos conhecidos como AINEs. Actua impedindo o corpo de produzir uma substância que resulta em dor, febre e inflamação.

Efeitos secundários :

- Toxicidade hematopoiética, sonolência, ulceração, náuseas, vómitos e diarreia

24. <u>Síntese do Ibuprofeno</u> -

O ibuprofeno é produzido através de dois processos:

* - **A** técnica **Boot** é um tratamento comercial mais antigo que foi desenvolvido pela Boot Pure Drug Company.
* Uma técnica mais atual é o **processo Hoechst,** que foi desenvolvido pela Hoechst Company.

- O método seguinte é o processo de arranque

* A artrite reumatoide e a osteoartrite são ambas tratadas com medicamentos analgésicos e antipiréticos.
* Não deve ser utilizado durante a gravidez ou amamentação, pois pode passar para o leite materno e para a circulação fetal. Provoca menos úlceras gastrointestinais do que os salicilatos.

25. <u>Síntese do cloranfenicol</u>

* O cloranfenicol, um membro da classe de antibióticos anfenicol, foi utilizado pela primeira vez em contextos clínicos em 1948.
* É originário do micróbio Streptomyces venezuelae, que foi encontrado numa amostra de solo da Venezuela. É também sintetizada para utilização na indústria.
* Contém acetamida dicloro-substituída, que tem uma ligação amida, um anel nitrobenzeno e duas funcionalidades de álcool.
* Tem dois átomos de carbono quirais. Os isómeros L-treo, D e L-eritro são todos inactivos, deixando apenas o isómero D-treo como forma ativa.
* O efeito adverso mais nocivo do cloranfenicol é o envenenamento da medula óssea, que pode causar anemia e síndrome do bálsamo cinzento.

- Para além do seu papel como agente antibiótico, o cloranfenicol também serve como inibidor da síntese proteica, um metabolito de Escherichia coli, um metabolito de Mycoplasma genitalium e um medicamento antibacteriano.

- É recomendado para o tratamento de infecções graves causadas por estirpes bacterianas Gram-positivas e negativas resistentes à penicilina-G e à ampicilina.

- Funciona bem contra a Salmonella typhi, a gripe A e a S. pneumoniae. Também é sugerido o tratamento de meningite e infecções do trato urinário.

26. Síntese da cloroquina

A cloroquina pode ser produzida combinando 4,7-dicloroquinolina com 4-dietilamino-1-metilbutilamina a 180 °C.

- É utilizado no tratamento e na prevenção da malária.

- A utilização do medicamento deve depender da relação risco/benefício, mas é eficaz no tratamento da infeção pelo vírus corona.

27. Síntese da pamaquina

- O aldeído de propeno é produzido como resultado da desidratação do glicerol. O ácido sulfúrico é um agente desidratante.

- Tautomerização: 4 metoxi 2-nitro propeno aldeído (forma ceto) convertido na forma enol

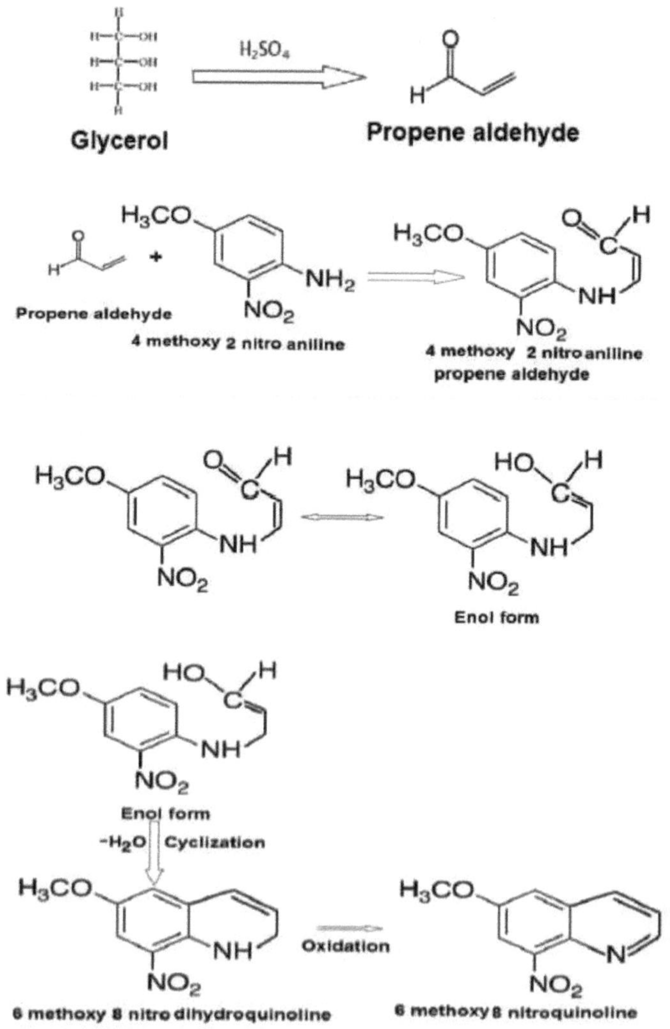

- A forma enol sofre ciclização para produzir 8 nitro 6 metoxi dihidroquinolina, que é depois oxidada para produzir 8 nitro 6 metoxi quinolina.
- A sexta metoxi A redução de 8 nitro-quinolina resulta em 8 amino. Seis-metilquinoleína

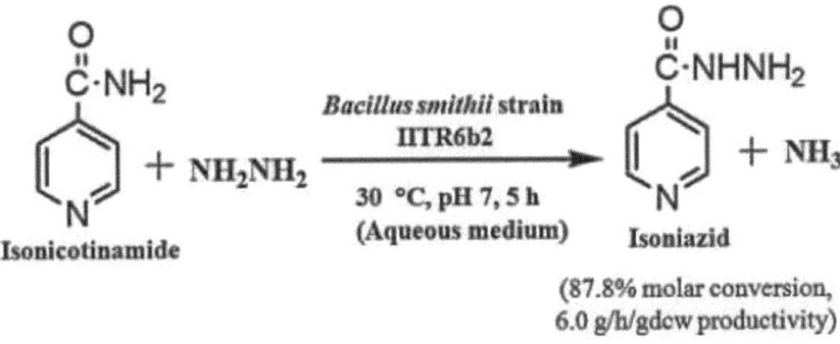

A pamaquina é criada quando o 2-cloro dietil amino pentano interage com 8 amino 6 metoxi quinolina.

Eficaz contra o plasmódio na sua fase hepática.

- Fornecer um tratamento drástico para a fase hepática de P. Vivax e P. Ovale.
- Uma vez que também afecta os gametócitos, são agora possíveis medicamentos preventivos.
- Utilizado juntamente com a cloroquina para erradicar totalmente a malária.
- Um efeito secundário da deficiência de G6 fosfato desidrogenase é a hemólise.

28. Síntese da isoniazida

- A isoniazida, um fármaco do Mycobacterium tuberculosis, é utilizada para tratar infecções provocadas por este agente patogénico. Neste exercício, são explicadas as vantagens da isoniazida como tratamento da tuberculose ativa e latente, bem como o seu funcionamento e as razões pelas quais não deve ser utilizada.
- A isoniazida é bactericida para as micobactérias que se dividem rapidamente, mas bacteriostática para as que crescem lentamente.
- Tanto a fase latente como a fase ativa das infecções por tuberculose são tratadas por rotina com este medicamento.
- Era habitualmente utilizado para tratar o complexo M. Avium em combinação com rifampicina e etambutol.

29. Síntese do ácido para-amino-salicílico

O ácido 4-aminosalicílico, por vezes conhecido como ácido para-aminosalicílico (PAS), é um antibiótico utilizado principalmente no tratamento da tuberculose. É comercializado sob a marca Paser, entre outras. A forma mais eficaz de tratar a tuberculose ativa resistente aos medicamentos é combiná-lo com outros medicamentos antituberculose.

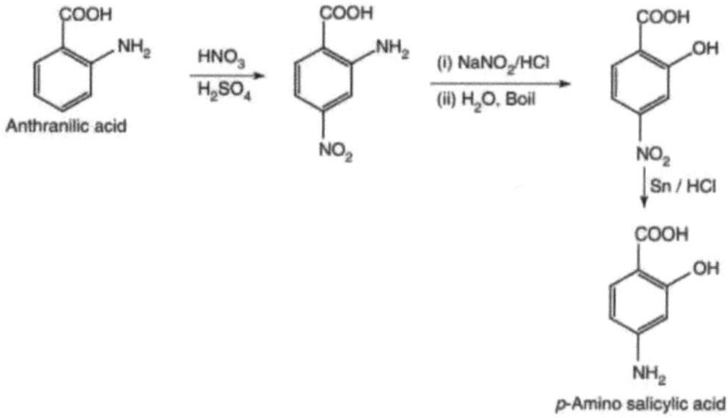

- O ácido para-aminossalicílico é utilizado para tratar tanto a tuberculose como as infecções bacterianas.
- O ácido para-aminosalicílico é um componente dos antibióticos. A vitamina ácido fólico, que é necessária para a reprodução bacteriana, impede as bactérias de o produzirem.

30. Síntese da ciprofloxacina

A família de antibióticos das fluoroquinolonas inclui a ciprofloxacina. É utilizada para tratar uma série de doenças bacterianas e está incluída na lista de medicamentos essenciais da Organização Mundial de Saúde. Uma síntese em sete etapas com um rendimento global de 49% e um tempo de reação de mais de 24 horas foi desenvolvida na década de 1980 pela Bayer AG. Mais tarde, a mesma sequência de eventos foi realizada com um rendimento marginalmente superior (57%), mas exigiu um período de reação mais longo (mais de 100 horas).

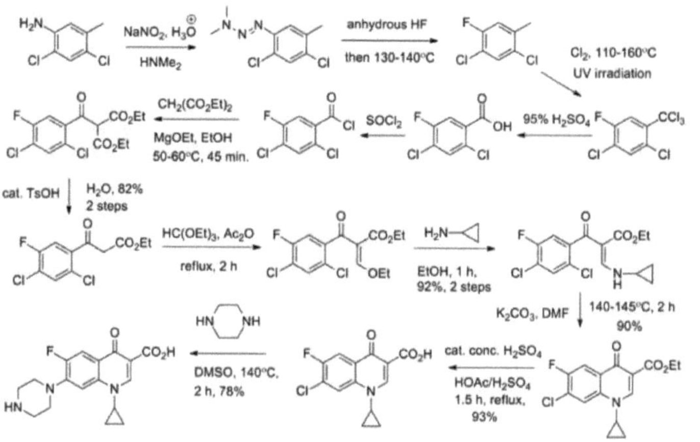

- Útil em infecções do peito (incluindo pneumonia), infecções da pele e dos ossos, infecções sexualmente transmissíveis (IST), conjuntivite, infecções oculares, infecções do ouvido.

31. Síntese do Aciclovir

- A guanosina é um nucleósido de purina que tem um análogo sintético no aciclovir.
- De um grupo de nucleósidos acíclicos com ação antiviral, é o mais eficaz.
- Do ponto de vista químico, trata-se da 2-amino-9-(2-hidroxietoximetil)-1H-purina-6-ona.
- Ao integrar-se na cadeia em expansão do ADN viral e ao interromper a polimerização, o aciclovir inibe competitivamente a polimerase do ADN viral depois de ser convertido in vivo no metabolito ativo trifosfato de aciclovir pela timidina quinase viral.

- O vírus do herpes simplex dos tipos 1 e 2, o vírus varicela-zoster e outros membros da família do vírus do herpes podem ser tratados com aciclovir.
- Cura as herpes zósteres (causadas pelo herpes zoster), a varicela e as aftas à volta da boca causadas pelo herpes simplex.
- Também é utilizado para tratar os surtos de herpes genital.

32. Síntese da nitrofurantoína

Para tratar infecções agudas do trato urinário, temporária ou permanentemente, o antibiótico oral nitrofurantoína é amplamente utilizado. A nitrofurantoína é um dos medicamentos que mais frequentemente afecta o fígado. Pode produzir uma síndrome semelhante à hepatite aguda ou crónica, que pode ser bastante grave e conduzir a cirrose ou insuficiência hepática.

- As infecções do trato urinário são tratadas com nitrofurantoína. A nitrofurantoína pertence à categoria de medicamentos conhecidos como antibióticos.
- Funciona através da erradicação dos germes causadores de infecções.
- As constipações, a gripe e outras infecções virais não podem ser tratadas com antibióticos como a nitrofurantoína.

33. Síntese do miconazol

- O miconazol é um derivado sintético antifúngico do imidazol.
- Do ponto de vista químico, trata-se de 1-[2-(2,4-diclorofenil)-2-[(2,4-diclorofenil)metoxiletilo].
- O mecanismo de ação é idêntico ao do Clotrimazol.

- O medicamento miconazol é utilizado para tratar infecções cutâneas causadas por cândida.
- Destina-se ao tratamento de infecções fúngicas sistémicas graves, tais como candidíase, criptococose e coccidioidomicose.
- É também utilizado no tratamento da candidíase mucocutânea persistente e da candidíase vaginal.

34. Síntese do tolnaftato

- O tolnaftato, um derivado do tiocarbamato, tem a capacidade de ser fungicida ou fungistático.

- O tolnaftato pertence ao grupo de medicamentos conhecidos como antimicóticos de alilamina.
- Trata-se de uma enzima ligada à membrana denominada esqualeno-2,3-epoxidase, que é um inibidor seletivo, reversível e não competitivo. A inibição promove a permeabilidade da membrana, perturba a estrutura celular e provoca a morte celular em resultado da acumulação de esqualeno e da deficiência de ergosterol, dois componentes essenciais das paredes celulares dos fungos.

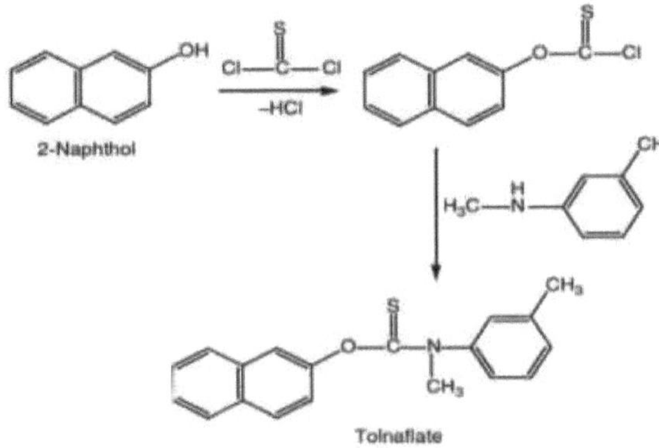

2-Naphthol

Tolnaflate

- O tolnaftato, um tioéster do B-naftol, tem propriedades fungicidas contra dermatófitos como Trichophyton, Microsporum e Epidermophyton spp. que podem levar a infecções da tinea superficial. É utilizado para tratar a micose, a comichão de jock e o pé de atleta.
- É utilizado em medicamentos concebidos para serem utilizados com unhas artificiais para reduzir a incidência de micose nos leitos das unhas.

35. Síntese do metronidazol

- - O metronidazol é um derivado sintético do 5-nitroimidazol com efeitos antibacterianos e antiprotozoários.
- Trata-se de um pró-fármaco e é seletivo para bactérias anaeróbias.
- Quimicamente, trata-se de 2-(2-metil-5-nitroimidazol-1-il)etanol.
- Têm a capacidade de reduzir o grupo nitro intracelularmente e criar intermediários, incluindo nitroso. Podem quebrar a hélice helicoidal do ADN por covalência
que se ligam a ele, bloqueando a formação de ácidos nucleicos bacterianos, que acabam por resulta na morte das células bacterianas.

Glyoxal

Metronidazole

- Os protozoários e as bactérias anaeróbias são ambos susceptíveis aos efeitos do metronidazol.
- O medicamento tem capacidades amebicidas efectivas e é eficaz contra a amebíase intestinal e hepática.
- Duas outras doenças causadas por protozoários, a giardíase e a balantidíase, também responderam favoravelmente à sua aplicação.

36. <u>Síntese do citrato de dietilcarbamazina</u>

- Ao modificar as membranas dos organelos das microfilárias, o microfilaricida citrato de dietilcarbamazina provoca a morte celular.
- Impede a metabolização do ácido araquidónico pelas microfilárias. Como resultado, as microfilárias são mais susceptíveis ao ataque da imunidade inata.
- Quimicamente, é a N,N-dietil-4-metilpiperazina-1-carboxamida; ácido 2-hidroxipropano1,2,3-tricarboxílico.

Método I

N-methylpiperazine   Diethylcarbamoyl chloride

Diethylcarbamazine (DEC)

Método II

48

H₃C—N
NH
N-methylpiperazine
Cl—C—Cl
Phosgene
-HCl
H₃C—N
N—C—Cl
-HCl
HN
C₂H₅
C₂H₅
Diethylamine
H₃C—N
N—C—N
C₂H₅
C₂H₅
Diethylcarbamazine (DEC)
citric acid
H₂C—COOH
HO—C—COOH
H₂C—COOH
H₃C—N
N—C—N
C₂H₅
C₂H₅
Diethylcarbamazine citrate (DEC)

- O primeiro medicamento contra a filariose provocada pelo verme Wuchereria bancrofti é o citrato de dietilcarbamazina.
- Utilizado para tratar a doença eosinofílica

37. Síntese do Mebendazol

- O medicamento anti-helmíntico mebendazol é um derivado sintético do benzimidazol.
- Quimicamente, trata-se de N-(6-benzoil-1H-benzimidazol-2-il)carbamato de metilo.
- Inibe principalmente a produção de microtúbulos ao interagir com o local de ligação da colchicina da B-tubulina, impedindo a polimerização dos dímeros de tubulina nas células intestinais do parasita.
- O mebendazol é um medicamento anti-helmíntico de largo espetro frequentemente utilizado no tratamento de doenças causadas por vermes redondos (traça e ancilóstomo).
 - O verme do chicote, o verme da linha, o verme do alfinete e o tipo intestinal de triquinose podem todos

podem ser tratados com sucesso se forem detectados precocemente, antes de se espalharem para tecidos fora do trato digestivo.

38. Síntese da sulfacetamida

- A sulfacetamida, um derivado sintético da sulfanilacetamida com atividade bacteriostática, apresenta uma vasta gama de actividades.
- Do ponto de vista químico, trata-se de N-(4-aminofenil)sulfonilacetamida.

Partilha as características gerais e o modo de ação das sulfonamidas.

4-Aminobenzenesulphonamide
(or)
Sulphanilamide

Sulphacetamide

- Como substância antibacteriana, inibidora da dihidropteroato sintase, antimicrobiana e anti-infecciosa, a sulfacetamida serve estes objectivos.
- É administrado por via oral para tratar infecções do trato urinário e aplicado topicamente para tratar infecções da pele.

39. Síntese do sulfametoxazol

- A combinação mais popular de trimetoprim e do antibiótico bacteriostático sulfonamida sulfametoxazol é conhecida como "Bactrim".
- Trata-se de uma molécula de isoxazol (1,2-oxazol) com um substituinte metilo na posição 5- e um grupo 4-aminobenzenossulfonamido na posição 3.
- Quimicamente, é a 4-amino-N-(5-metil-1,2-oxazol-3-il)benzenossulfonamida.
- Partilha as características gerais e o modo de ação das sulfonamidas.

3-amino-5-methlyisoxazol   p-acetamido benzene sulfonyl chloride   sulfamethoxazole

- As infecções bacterianas são tratadas com sulfametoxazol.

- Serve como um xenobiótico, um alérgeno de drogas, um agente antibacteriano, um agente anti-infecioso, um agente antimicrobiano e um agente antimicrobiano.

40. Síntese da trimetoprima

- A trimetoprima é um derivado sintético da trimetoxibenzilpirimidina, que possui propriedades antibacterianas e antiprotozoárias.

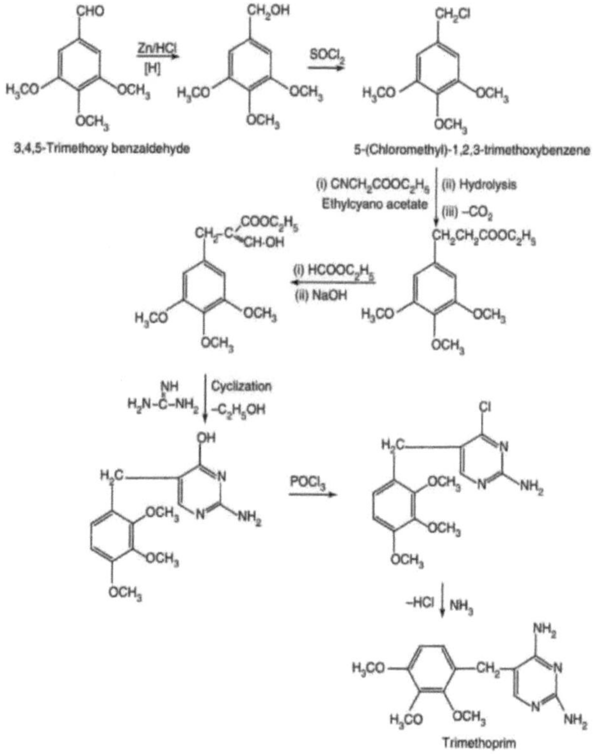

- Quimicamente, trata-se da 5-[(3,4,5-trimetoxifenil)metil]pirimidina-2,4-diamina.
- Inibe a di-hidrofolato redutase bacteriana. Liga-se firmemente à enzima bacteriana

e bloqueia a transformação do dihidrofolato em tetrahidrofolato.
- As sulfonamidas aumentam a capacidade deste agente para matar os germes.
- As infecções do trato urinário não complicadas são as únicas condições para as quais o trimetoprim é prescrito.

41. Síntese da Dapsona

- A dapsona é um derivado sintético da diamino-sulfona que possui propriedades antibacterianas e anti-inflamatórias.
- Quimicamente, trata-se de 4-(4-aminofenil)sulfonilanilina.
- Partilha muitas das mesmas características e modos de ação das sulfonamidas. O Mycobacterium leprae é o organismo contra o qual é mais frequentemente utilizada, apesar do facto de

que é eficaz contra uma grande variedade de germes.

* O inibidor da síntese do ácido fólico dapsona é utilizado para tratar a lepra e a nocardiose.
* Além disso, funciona como antimalárico, anti-infecioso e analgésico.

42. Síntese da procaína

Existem duas técnicas de fabrico da procaína, vulgarmente designada por novocaína, e do éster 2-dietilaminoetil do ácido 4-aminobenzóico (2.1.1). A primeira técnica consiste numa reação direta entre o 2-dietilaminoetanol e o éster etílico do ácido 4-aminobenzóico, na presença de etóxido de sódio.

A procaína é administrada por via oral ou intravenosa para tratar dores artríticas, "endurecimento das artérias" no cérebro (aterosclerose cerebral), demência, depressão, queda de cabelo, hipertensão arterial e problemas com a função sexual. A procaína é um anestésico local injetável que só pode ser obtido mediante receita médica.

43. Síntese de Mepivacaína

A mepivacaína é criada pela combinação de brometo de 2,6-dimetilanilinomagnesio, que é obtido a partir de 2,6-dimetilanilina e brometo de etil magnésio, com o éster etílico do ácido 1-metilpiperindina-2-carboxílico.

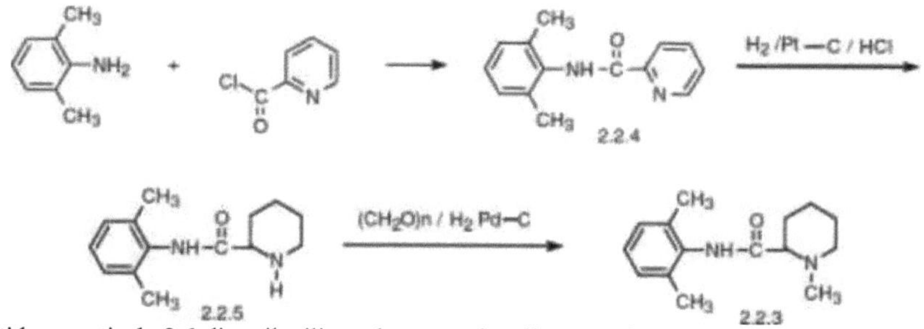

Através de infiltrações locais, técnicas de bloqueio de nervos periféricos e tratamentos neurais centrais, como bloqueios epidurais e caudais, a mepivacaína é utilizada para administrar anestesia local ou regional, bem como analgesia.

44. Síntese da metformina

A metformina, também conhecida como cloridrato de diamida N,N-dimetilimidodicarbonimídica, é um medicamento hipoglicémico oral utilizado no tratamento da diabetes. Normalmente, é produzida por aquecimento de diamida de dicianodio e cloridrato de dimetilamina a 120-140 °C durante 4 horas, produzindo 69% do produto.

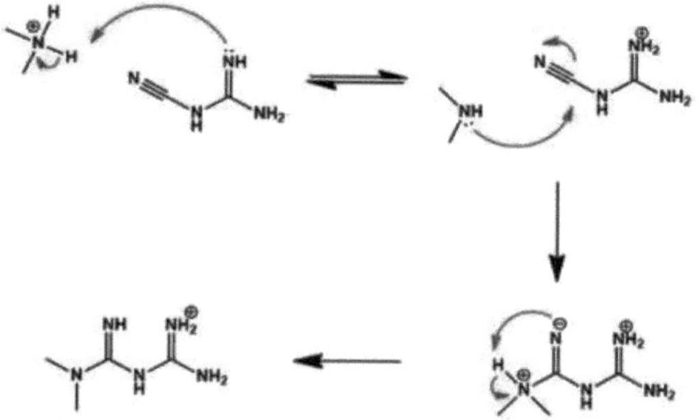

A metformina pode ajudá-lo a controlar o nível de glucose (açúcar) no seu sangue. Absorve menos glucose dos alimentos e o seu fígado também a produz em menor quantidade. Além disso, a metformina melhora a forma como o seu corpo responde à insulina, uma hormona que normalmente controla os níveis de açúcar no sangue.

45. Síntese da tolbutamida

A p-tolueno sulfonamida e o isocianato de butilo são adicionados para criar a tolbutamida no presença de trietilamina e tetrahidrofurano.

Juntamente com uma dieta nutritiva e exercício físico regular, a tolbutamida ajuda as pessoas com diabetes tipo 2 a controlar os seus níveis elevados de açúcar no sangue. Pode ser utilizada em conjunto com outros medicamentos para a diabetes. A redução do risco de doença renal, cegueira, lesões nervosas, amputação de membros e problemas com a função sexual são benefícios do controlo dos níveis elevados de açúcar no sangue. **46. <u>Síntese da cafeína</u>**

A teofilina pode reagir com monóxido de carbono e metanol para criar cafeína sinteticamente, ou pode ser metilada com outras xantinas para fazer o mesmo.

A cafeína aumenta a atividade do cérebro e do sistema nervoso, uma vez que é um estimulante. Também estimula o organismo a produzir e libertar substâncias químicas como o cortisol e a adrenalina. Em pequenas doses, a cafeína pode fazer com que se sinta alerta e concentrado.

47. <u>Síntese da fentermina</u>

Os seguintes processos podem ser utilizados para criar fentermina a partir de benzaldeído e 2-nitropropano: O 2-nitropropano e o benzaldeído interagem numa reação de Henry modificada.

O hidrogénio gasoso é utilizado para diminuir o grupo nitro num catalisador de níquel Raney. As cápsulas orais de fentermina são utilizadas para tratar a obesidade durante apenas algumas semanas. Este medicamento ajuda a perder peso em pessoas com muito excesso de peso ou obesas e com determinados factores de risco para a saúde. Alguns destes factores de risco incluem diabetes, colesterol elevado e tensão arterial elevada.

48. Síntese do tiopental sódico

O tiopental é criado através da alquilação do éster etilmalónico com 2-bromopentano na presença de etóxido de sódio, também conhecido como ácido 5-etil-5-(1-metilbutílico)2-tiobarbitúrico. O éster etil-(1-metilbutil)malónico resultante é heterociclizado com tioureia utilizando como base o etóxido de sódio.

O pentotal (tiopental sódico injetável, usp) tem várias utilizações, tais como ser o único anestésico para procedimentos breves (15 minutos), induzir a anestesia antes da administração de outros anestésicos, reforçar a anestesia regional e induzir a hipnose durante a anestesia equilibrada com outros anestésicos.

49. Síntese do valporado

Aquece-se uma solução etanólica de etóxido de sódio a uma determinada temperatura, dissolve-se o malonato de dietilo e o 1-bromopropano e adiciona-se gradualmente a mistura resultante. Após duas horas, a mistura é aquecida e refluxada e, em seguida, a temperatura é recuperada para 110 DEG.

Valproato de sódio / Ácido valpróico

O valproato de sal é um tipo de medicamento anticonvulsivo (ou anti-epilético). Pára as crises epilépticas ao reduzir a atividade eléctrica excessiva no cérebro. O método exato através do qual este medicamento trata a perturbação bipolar é incerto.

50. Síntese da amitriptilina

A amitriptilina é criada quando a substância química 10,11-dihidro-N,N-dimetil-5H-dibenzociclohepten-5-ona reage com brometo de 3-dimetilaminopropilmagnésio.

O ácido clorídrico é posteriormente utilizado para desidratar o álcool terciário resultante.

Este medicamento é utilizado para tratar a depressão, bem como outras condições mentais e emocionais. Pode sentir-se mais feliz e mais relaxado, ter menos stress e ansiedade, dormir melhor e ter mais energia como resultado. Este medicamento pertence ao grupo de medicamentos conhecidos como antidepressivos tricíclicos

MCQ

1. **Qual pode ser a nomenclatura IUPAC correcta para a norepinefrina?**

a) (R)-4-(1-Hidroxi-2-(metilamino)etil)benzeno-1,2-diol

b) (R)-4-(2-amino-1-hidroxietil)benzeno-1,2-diol

c) (R)-3-[-1-hidroxi-2-(metilamino)etil]fenol

d) (R)-4-(2-amino-1-fenil)benzeno-1,2-diol

RESP- b) (R)-4-(2-amino-1-hidroxietil)benzeno-1,2-diol

2. **O medicamento Norepinefrina é utilizado principalmente para?**

a) Tensão arterial baixa

b) Tensão arterial elevada

c) Mielomas

d) Cancro da próstata

ANS- a) Tensão arterial baixa

3. **O número de centros quirais na epinefrina é?**

a) 0

b) 1

c) 2

d) 3

RES- b) 1

4. **A epinefrina pode ser sintetizada a partir de?**

a) Pirocatecol

b) Anilina

c) Corticosterona

d) Nenhuma das anteriores

ANS- a) Pirocatecol

5. **A classificação correcta do medicamento epinefrina pode ser?**

a) Agonista adrenérgico seletivo

b) Agonista adrenérgico não seletivo

c) Antagonista adrenérgico seletivo

d) Antagonista adrenérgico não seletivo

ANS- b) Agonista adrenérgico não seletivo

6. **Qual das seguintes é uma utilização terapêutica do medicamento epinefrina?**

a) Anafilaxia

b) Hemorragia superficial

c) Broncoespasmo

d) Todas as opções anteriores

RESP- d) Todas as anteriores

7. **"4-(2-Aminoetil)benzeno-1,2-diol" é a nomenclatura IUPAC de que fármaco?**

a) Dopamina

b) Metildopa

c) Bitolterol

d) Nafazolina

ANS- a) Dopamina

8. **Tipo de anel presente na Dopamina?**

a) Imidazolina

b) Naftaleno

c) Benzeno

d) Não existe estrutura em anel

RESP- c) Benzeno

9. Veratrole   forma submersa   de dopamina

a) Clorometilação - cianação - hidrogenação - desmetilação

b) Bromação - hidrólise - desmetilação

c) Nitração - clorometilação - hidrólise - cianação

d) Desaloginação-Bromação-Cianação-Hidrogenação

ANS- a) Clorometilação- cianação- hidrogenação- desmetilação

10. Tipo de anel presente na estrutura do salbutamol?

a) Pirimidina

b) Purina

c) Benzeno

d) Anel alifático

RESP- c) Benzeno

11. O Salbutamol é utilizado para o tratamento de ?

a) Hipercalemia aguda

b) Broncoespasmo

c) DPOC

d) Todas as opções anteriores

12. Um exemplo de um medicamento da classe dos agonistas fi2-adrenérgicos ?

a) Salbutamol

b) Clonidina

c) Prazosina

d) Norepinefrina

ANS-a) Salbutamol

13. Os efeitos secundários do medicamento Salbutamol são?

a) Palpitações

b) Dor de cabeça

c) Ansiedade

d) Todas as opções anteriores

RESP - d) Todas as anteriores

14. "2-Benzil-4,5-di-hidro-1H-imidazol" é a nomenclatura IUPAC de que fármaco

a) Metaraminol

b) Tolazolina

c) Prazosina

d) Dihidroergotamina

ANS- b) Tolazolina

15. A tolazolina pode ser produzida através da heterociclação do éster etílico de?

a) Paraaminofenol

b) Hidroxifenilacetona

c) Etilenodiamina

d) Ácido iminofezilacético

ANS- d) Ácido iminofezilacético

16. O medicamento Tolazolina é utilizado principalmente para?

a) Tratamento da hipotensão

b) Durante a queda do nível de cloro no sangue

c) Diminuição da resistência vascular pulmonar

d) Tratamento da hemorragia intestinal

ANS- c) Diminuição da resistência vascular pulmonar

17. Quais são os efeitos secundários do medicamento propranolol?

a) Batimentos cardíacos irregulares

b) Dificuldade em respirar

c) Problemas de visão

d) Todas as opções anteriores

RESP- d) Todas as anteriores

18. O tipo de sistema anelar encontrado no Propranolol?

a) Naftaleno

b) Carbazolina

c) Imidazolina

d) Não há anel presente

RESP- a) Naftaleno

19. "2-Acetoxi-N,N,N-trimetiletanamínio" é a nomenclatura IUPAC de que medicamento?

a) Acetilcolina

b) Cevimeline

c) Cloreto de tróspio

d) Carvedilol

ANS- a) Acetilcolina

20. O medicamento Acetilcolina é utilizado principalmente para?

a) Doença de Alzheimer

b) Miastenia gravis

c) Inversão da ação dos relaxantes musculares

d) Todas as opções anteriores

RESP- d) Todas as anteriores

21. O mecanismo de ação da acetilcolina pode ser devido a?

a) Antagonismo dos receptores colinérgicos

b) Agonismo dos receptores colinérgicos

c) Inibição da anticolinesterase

d) Estimulação da anticolinesterase

ANS- b) Agonismo dos receptores colinérgicos

22. O peso molecular da acetilcolina é?

a) 146,21 gm/mol

b) 199,32 gm/mol

c) 428 gm/mol

d) 406,5 gm/mol

RESP- a) 146,21 gm/mol

23. A interação entre a tropina e o ácido trópico produz?

a) Atropina

b) Carbachol

c) Procyclidine

d) Doxacúrio

ANS- a) Atropina

24. Um exemplo de um medicamento da classe dos antagonistas da acetilcolina (antagonistas muscarínicos) é?

a) Donepezil

b) Carbachol

c) Atropina

d) Paraoxina

ANS- c) Atropina

25. A ligação do Diazepam aos receptores muscarínicos da acetilcolina resulta em?

a) efeito agonizante nos receptores muscarínicos

b) Efeito antagonista nos receptores muscarínicos

c) Não produzem qualquer efeito significativo

d) Não se liga ao recetor muscarínico

ANS- d) Não se ligam ao recetor muscarínico

26. Tipo de estruturas anelares presentes na estrutura do diazepam?

a) Quiniclidina

b) Quinolina

c) Diazepina

d) Todas as opções anteriores

ANS- c) Diazepina

27. As afirmações correctas para as nomenclaturas IUPAC dos são?

I.Solifenacina: (3R)-1-Azabiciclo[2 2 2]oct-3-il (1S)-1-fenil-3,4-dihidroisoquinolina- 2(1H)-carboxilato

II. Zaleplon: N-(3-(3-cianopirazolo[1,5-a] pirimidin-7-il)fenil)-N-etilacetamida

III. Alprazolam: 7-Cloro-1,3-di-hidro-1 -metil-5-fenil-3H- 1,4-benzodiazepina-2-ona

IV.Diazepam: 8-Cloro-1 -metil-6-fenil-4H-[1,2,4]triazolo[4,3-a] [1,4]benzodiazepina a) II, IV

b) I, II

c) I, III, IV

d) I, II, III, IV

27. A utilização terapêutica do medicamento Diazepam é/são?

a) Tratamento da abstinência aguda de álcool

b) Tratamento das convulsões

c) Tratamento da ansiedade

d) Todas as opções anteriores

RESP- d) Todas as anteriores

28. O ácido mefenâmico pode ser sintetizado pela reação da 2,3-dimetilbenzamina na presença de acetato de cobre(II) com?

a) 2-bromo-benzoato de potássio

b) Sacarina

c) Reagente de Mulch

d) Todas as opções anteriores

RESP- a) 2-Bromo-benzoato de potássio

29. Quais são os efeitos secundários do ácido mefenâmico?

a) Erupção cutânea

b) Dor abdominal

c) Sangramento fácil

d) Todas as opções anteriores

RESP- d) Todas as anteriores

30. O tipo de sistema de anéis encontrado no ácido mefenâmico?

I. Fenil

II. Piridina

III. Antraceno

IV. Tiofeno

a) I, III

b)II, III, IV

c) I

d) II, IV

RESP- c) I

31. Qual dos seguintes medicamentos inibe os vírus do herpes?

a)   Amantadina

b)   Aciclovir

c)   Oseltamivir

d)   Azidotimidina

Resp: b) Aciclovir

32. Os medicamentos que provocam doenças do fígado são ?

a)   Miconazol

b)   Nitrofurantoína

c)   Aciclovir

d)   Nenhuma das anteriores

Resp: b) Nitrofurantoína

33. As infecções cutâneas por cândida são tratadas com o medicamento ?

a)   Miconazol

b)   Tolnaftato

c)   Metronidazol

d)   Tanto a como b

Resp: a) Miconazol

34. Qual dos seguintes produtos tem simultaneamente a capacidade fungicida e fungistática

a)   Tolnaftato

b)   Aciclovir

c)   Tanto a como b

d)   Nenhuma das anteriores

Resp: a) Tolnaftato

35. Que medicamento tem atividade contra bactérias anaeróbias?

a)   Citrato de dietilcarbamazina

b)   Mebendazol

c)   Metronidazol

d)   Nenhuma das anteriores

Resp: c) Metronidazol

36. Quimicamente, o Mebendazol é ?

a)   N-(6-benzoil-1H-benzimidazole-2-il)carbamato de metilo

b)   N-(5-benzoil-1H-benzimidazole-2-il)carbamato de metilo

c)   N-(6-benzoil-1H-benzimidazole-3-il)carbamato de metilo

d)   N-(6-benzoil-1H-benzimidazole-4-il)carbamato de metilo

Resp: a) N-(6-benzoil-1H-benzimidazole-2-il)carbamato de metilo

37. O trimetoprime é utilizado em ?

a)   Infecções complicadas do trato urinário

b)   Infecções do trato urinário não complicadas

c)   Tanto a como b

d)   Nenhuma das anteriores

Resp: b) Infeção do trato urinário não complicada

38. O medicamento utilizado no tratamento da lepra é ?

a) Procaína

b) Dapsona

c) Trimetoprima

d) Sulfonamidas

Resp: b) Dapsona

39. Qual dos seguintes medicamentos é também conhecido por Novocaína

a) Mepivacaína

b) Metformina

c) Procaína

d) Cafeína

Resp: c) Procaína

40. Qual das seguintes substâncias é utilizada na síntese da cafeína?

a) Teofilina

b) Procaína

c) Metformina

d) Nenhuma das anteriores

Resp: a) Teofilina

41. Qual das seguintes substâncias é utilizada na síntese da fentermina?

a) Benzaldeído

b) 2-nitropropano

c) Tanto a como b

d) Nenhuma das anteriores

Resp: c) Ambos a e b

42. O valporato de sódio é um ?

a) Antipsicóticos

b) Anti-leprotético

c) Anti-depressivo

d) Anti-convulsivo

Anss: d) Anti-convulsivo

43. A P-tolueno sulfonamida e o isocianato de butilo em conjunto formam

a) Tolbutamida

b) Metformina

c) Procaína

d) Nenhuma das anteriores

Resp: a) Tolbutamida

44. Na síntese da metformina utilizamos a condição de temperatura ?

a) 120-140 °C

b) 150-180 °C

c) 80-90 °C

d) 100-110 °C

Resp: a) 120-140 °C .

45. Qual das seguintes substâncias é utilizada para anestesia local?

a) Tolbutamida

b) Procaína

c) Dapsona

d) ambos a e b

Resp: b) Procaína

46. Qual das seguintes substâncias é um inibidor da produção de ácido fólico?

a) Procaína

b) Mepivacaína

c) Metformina

d) Dapsona

Resp: d) Dapsona

47. A tolbutamida ajuda as pessoas com ?

a) Diabetes tipo 2

b) Diabetes tipo 1

c) Tanto a como b

d) Nenhuma das anteriores

Resp: a) Diabetes tipo 2

48. A via de administração das sulfonamidas é ?

a) Parentral

b) Tópicos

c) Sublingual

c) Nenhuma das anteriores

Resp: b) Tópica

49. Do ponto de vista químico, o aciclovir é ?

a) 2-amino-9-(2-hidroxietoximetil)-1H-purina-6-ona

b) 2-amino-9-(2-hidroxietoximetil)-1H-purina-6-ino

c) 2-amino-8-(2-hidroxietoximetil)-1H-purina-6-ona

d) 2-amino-9-(2-hidroxietoximetil)-1H-purina-6-eno

Resp: a) 2-amino-9-(2-hidroxietoximetil)-1H-purina-6-ona

50. O miconazol tem o mesmo mecanismo de ação que o ?

a) Dapsona

b) Metformina

c) Clotrimazol

d) nenhuma das anteriores

Resp: c) Clotrimazol

Bibliografia

1. Jaszczyszyn A, G^siorowski K, Swiatek P, Malinka W, Cieslik-Boczula K, Petrus J, Czarnik-Matusewicz B. Chemical structure of phenothiazines and their biological activity. Pharmacol Rep. 2012;64(1):16-23. doi: 10.1016/s1734-1140(12)70726-0. PMID: 22580516.

2. Ernst BJ, Clark GF, Grundmann O. The Physicochemical and Pharmacokinetic Relationships of Barbiturates - From the Past to the Future. Curr Pharm Des. 2015;21(25):3681-91. doi: 10.2174/1381612821666150331131009. PMID: 25824249.

3. Furst S, Hosztafi S. The chemical and pharmacological importance of morphine analogues. Ata Physiol Hung. 2008 Mar;95(1):3-44. doi: 10.1556/APhysiol.95.2008.1.1. PMID: 18389996.

4. Pham, Thu & Ziora, Zyta & Blaskovich, Mark. (2019). Antibióticos de quinolona. MedChemComm. 10. 10.1039/C9MD00120D.

5. Pham TDM, Ziora ZM, Blaskovich MAT. Antibióticos de quinolona. Medchemcomm. 2019 Jun 28;10(10):1719-1739. doi: 10.1039/c9md00120d. PMID: 31803393; PMCID: PMC6836748.

6. Yip DW, Gerriets V. Penicilina. [Atualizado em 2022, 19 de maio]. In: StatPearls [Internet]. Treasure Island (FL): StatPearls Publishing; 2022 Jan-. Disponível em: https://www.ncbi.nlm.nih.gov/books/NBK554560/

7. Bui T, Preuss CV. Cefalosporinas. [Atualizado em 6 de novembro de 2022]. In: StatPearls [Internet]. Treasure Island (FL): StatPearls Publishing; 2022 Jan-. Disponível em: https://www.ncbi.nlm.nih.gov/books/NBK551517/

8. Krause KM, Serio AW, Kane TR, Connolly LE. Aminoglicosídeos: An Overview. Cold Spring Harb Perspect Med. 2016 Jun 1;6(6):a027029. doi: 10.1101/cshperspect.a027029. PMID: 27252397; PMCID: PMC4888811.

9. Chopra I, Roberts M. Tetracycline antibiotics: mode of action, applications, molecular biology, and epidemiology of bacterial resistance. Microbiol Mol Biol Rev. 2001 Jun;65(2):232-60 ; segunda página, índice. doi: 10.1128/MMBR.65.2.232- 260.2001. PMID: 11381101; PMCID: PMC99026.

10. Fuoco D. Classification Framework and Chemical Biology of Tetracycline-StructureBased Drugs. Antibiotics (Basileia). 2012 Jun 12;1(1):1-13. doi: 10.3390/antibiotics1010001. PMID: 27029415; PMCID: PMC4790241.

11. PubChem [Internet]. Bethesda (MD): National Library of Medicine (US), National Center for Biotechnology Information; 2004-. PubChem Compound Summary for CID 2756, Cimetidine; [cited2023Mar . 10]. Available De: https://pubchem. ncbi. nlm. nih. gov/compound/Cimetidine

12. PubChem [Internet]. Bethesda (MD): Biblioteca Nacional de Medicina (EUA), Centro Nacional de Informação Biotecnológica; 2004-. PubChem Compound Summary for CID 4033, Mechlorethamine; [citado 2023 Mar. 10]. Disponível em: https://pubchem.ncbi.nlm.nih.gov/compound/Mechlorethamine

13. Centro Nacional de Informação Biotecnológica. "PubChem Compound Summary for CID 4033,Mechlorethamine" *PubChem*, https://pubchem.ncbi.nlm.nih.gov/compound/Mechlor ethamine. Acedido em 10 de março de 2023.

14. Schroder H, Noack E. Relação estrutura-atividade dos nitratos orgânicos para a ativação da guanilato ciclase. Arch Int Pharmacodyn Ther. 1987 Dec;290(2):235-46. PMID: 2895614.

15. Catalani V, Botha M, Corkery JM, Guirguis A, Vento A, Scherbaum N, Schifano F. The Psychonauts' Benzodiazepines; Quantitative Structure-Activity Relationship (QSAR) Analysis and Docking Prediction of Their Biological Activity. Pharmaceuticals (Basileia). 2021 Jul 26;14(8):720. doi: 10.3390/ph14080720. PMID: 34451817; PMCID: PMC8398354.

16. Labrid C, Rocher I, Guery O. Structure-activity relationships as a response to the pharmacological differences in beta-recetor ligands. Am J Hypertens. 1989 Nov;2(11 Pt 2):245S-251S. doi: 10.1093/ajh/2.11.245s. PMID: 2573372.

17. Ovung A, Bhattacharyya J. Sulfonamide drugs: structure, antibacterial property, toxicity, and biophysical interactions. Biophys Rev. 2021 Mar 29;13(2):259-272. doi: 10.1007/s12551-021-00795-9. PMID: 33936318; PMCID: PMC8046889.

18. Shafiei M, Peyton L, Hashemzadeh M, Foroumadi A. History of the development of antifungal azoles: Uma revisão das estruturas, SAR e mecanismo de ação. Bioorg Chem. 2020 Nov; 104: 104240. doi: 10.1016 / j.bioorg.2020.104240. Epub 2020 Aug 28. PMID: 32906036.

19. Hannoodee M, Mittal M. Methotrexate. [Atualizado 2022 Jan 20]. Em: StatPearls [Internet]. Treasure Island (FL): StatPearls Publishing; 2022 Jan-. Disponível em: https://www.ncbi.nlm.nih.gov/books/NBK556114/

20. Honeyman L, Ismail M, Nelson ML, Bhatia B, Bowser TE, Chen J, Mechiche R, Ohemeng K, Verma AK, Cannon EP, Macone A, Tanaka SK, Levy S. Relação estrutura-atividade das aminometilciclinas e a descoberta da omadaciclina. Antimicrob Agents Chemother. 2015 Nov;59(11):7044-53. doi: 10.1128/AAC.01536-15. Epub 2015 Sep 8. PMID: 26349824; PMCID: PMC4604364.

21. Seydel JK. Sulfonamidas, relação estrutura-atividade e modo de ação. Problemas estruturais da ação antibacteriana dos antagonistas do ácido 4-aminobenzóico (PABA). J Pharm Sci. 1968 Sep;57(9):1455-78. doi: 10.1002/jps.2600570902. PMID: 4877188.

22. Snyder NJ, Tabas LB, Berry DM, Duckworth DC, Spry DO, Dantzig AH. Structureactivity relationship of carbacephalosporins and cephalosporins: antibacterial activity and interaction with the intestinal proton-dependent dipeptide transport carrier of Caco-2 cells. Antimicrob Agents Chemother. 1997Aug ;41(8):1649-57. doi: 10.1128/AAC.41.8.1649. PMID: 9257735; PMCID: PMC163979.

23. Hujer AM, Kania M, Gerken T, Anderson VE, Buynak JD, Ge X, Caspers P, Page MG, Rice LB, Bonomo RA. Relações estrutura-atividade de diferentes antibióticos beta-lactâmicos contra uma forma solúvel de Enterococcus faecium PBP5, uma transpeptidase bacteriana de tipo II. Antimicrob Agents Chemother. 2005 Feb;49(2):612-8. doi: 10.1128/AAC.49.2.612-618.2005. PMID: 15673741; PMCID: PMC547200.

24. PubChem [Internet]. Bethesda (MD): Biblioteca Nacional de Medicina (EUA), Centro Nacional de Informação Biotecnológica; 2004-. PubChem Compound Summary for CID 3000715, Thiopental; [citado 2023 Mar. 10]. Disponível em: https://pubchem.ncbi.nlm.nih.gov/compound/Thiopental

25. Kuhar MJ, Couceyro PR, Lambert PD. Biossíntese de Catecolaminas. In: Siegel GJ, Agranoff BW, Albers RW, et al., editores. Basic Neurochemistry: Molecular, Cellular and Medical Aspects. 6ª edição. Philadelphia: Lippincott-Raven; 1999. Disponível em: https://www.ncbi.nlm.nih.gov/books/NBK27988/

26. PubChem [Internet]. Bethesda (MD): Biblioteca Nacional de Medicina (EUA), Centro Nacional de Informação Biotecnológica; 2004-. PubChem Compound Summary for CID 5504, Tolazoline; [citado 2023 Mar. 10]. Disponível em: https://pubchem.ncbi.nlm.nih.gov/compound/Tolazoline

27. Vyas SP, Jaitely V, Kanaujia P. Síntese e caraterização de autolinfótrofos de cloridrato de

palimitoil propanolol para administração oral. Int J Pharm. 1999 Sep 20;186(2):177-89. doi: 10.1016/s0378-5173(99)00166-0. PMID: 10486436.

28. Taylor P, Brown JH. Synthesis, Storage and Release of Acetylcholine. In: Siegel GJ, Agranoff BW, Albers RW, et al., editores. Basic Neurochemistry: Molecular, Cellular and Medical Aspects. 6ª edição. Philadelphia: Lippincott-Raven; 1999. Disponível em: https://www.ncbi.nlm.nih.gov/books/NBK28051/

29. PubChem [Internet]. Bethesda (MD): Biblioteca Nacional de Medicina (EUA), Centro Nacional de Informação Biotecnológica; 2004-. PubChem Compound Summary for CID 5831, Carbachol; [citado 2023 Mar. 10]. Disponível em: https://pubchem.ncbi.nlm.nih.gov/compound/Carbachol

30. Ward HE Jr, Freeman JJ, Sowell JW, Kosh JW. Síntese e farmacologia preliminar de um padrão interno para o ensaio de neostigmina. J Pharm Sci. 1981 Apr;70(4):433-5. doi: 10.1002/jps.2600700423. PMID: 7229960.

31. Rominger KL. Química e farmacocinética do brometo de ipratrópio. Scand J Respir Dis Suppl. 1979;103:116-29. PMID: 155287.

32. Haldar MK, Scott MD, Sule N, Srivastava DK, Mallik S. Síntese de inibidores da metionina aminopeptidase-1 baseados em barbitúricos. Bioorg Med Chem Lett. 2008 Abr 1;18(7):2373- 6. doi: 10.1016/j.bmcl.2008.02.066. Epub 2008 Mar 4. PMID: 18343108; PMCID: PMC2390822.

33. Chauhan R, Verma S, Shrivasatava A. Síntese e Atividade do SNC de Derivados da Fenitoína. Cent Nerv Syst Agents Med Chem. 2022;22(1):57-67. doi: 10.2174/1871524922666220429122141. PMID: 35507791.

34. Qushawy M, Prabahar K, Abd-Alhaseeb M, Swidan S, Nasr A. Preparação e avaliação de nanopartículas lipídicas sólidas de carbamazepina para aliviar a atividade convulsiva em ratinhos tratados com pentilenotetrazol. Molecules. 2019 Nov 2;24(21):3971. doi: 10.3390/molecules24213971. PMID: 31684021; PMCID: PMC6864770.

35. Hubbard AK, Levy JP, Roth TP, Gandolfi AJ. Utilização de alterações estruturais na síntese de antigénios do metabolito do halotano para imitar o imunogénio induzido pelo halotano. Drug Chem Toxicol. 1990;13(2-3):93-112. doi: 10.3109/01480549009018115. PMID: 1703476.

36. Valdez CA, Leif RN, Mayer BP. Uma síntese eficiente e optimizada de fentanil e análogos relacionados. PLoS One. 2014 Sep 18;9(9):e108250. doi: 10.1371/journal.pone.0108250. PMID: 25233364; PMCID: PMC4169472.

37. Shah K, Shrivastava SK, Mishra P. Síntese, cinética e avaliação farmacológica do pró-fármaco mútuo do ácido mefenâmico. Ata Pol Pharm. 2013 Set-Out;70(5):905-11. PMID: 24147370.

38. Ha MW, Paek SM. Recent Advances in the Synthesis of Ibuprofen and Naproxen (Avanços recentes na síntese de ibuprofeno e naproxeno). Molecules. 2021 Aug 7;26(16):4792. doi: 10.3390/molecules26164792. PMID: 34443379; PMCID: PMC8399189.

39. PubChem [Internet]. Bethesda (MD): National Library of Medicine (US), National Center for Biotechnology Information; 2004-. PubChem Compound Summary for CID 2554, Carbamazepine; [cited2023Mar . 10]. Available de: https://pubchem.ncbi.nlm.nih.gov/compound/Carbamazepine

40. Centro Nacional de Informação Biotecnológica (2023). Resumo do composto PubChem para CID 2554, Carbamazepine.RetrievedMarch10 , 2023 de https://pubchem.ncbi.nlm.nih.gov/compound/Carbamazepine.